Dr A. COMBE

PROFESSEUR DE CLINIQUE INFANTILE A
A FACULTÉ DE MÉDECINE DE LAUSANNE

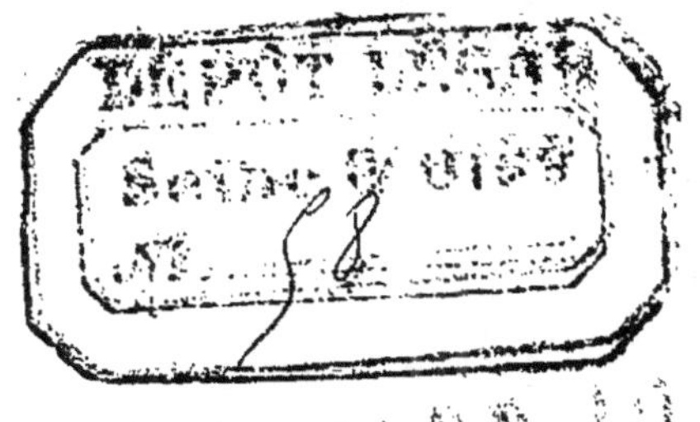

TRAITEMENT DE

L'ENTÉRITE

MUCO-MEMBRANEUSE

Cinquième mille

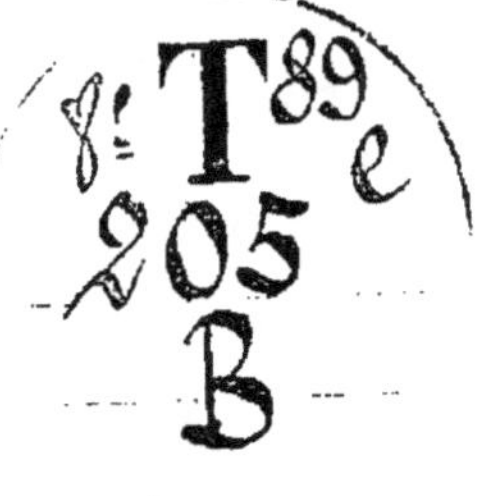

PARIS

J.-B. BAILLIÈRE

et FILS

Dr A. COMBE

PROFESSEUR DE CLINIQUE INFANTILE A
LA FACULTÉ DE MÉDECINE DE LAUSANNE

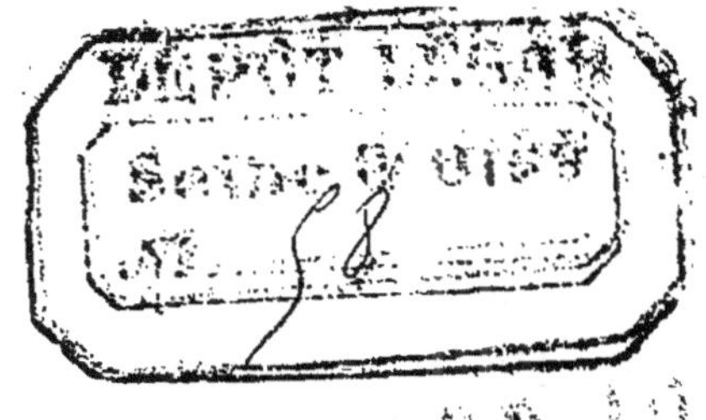

TRAITEMENT DE
L'ENTÉRITE
MUCO-MEMBRANEUSE

Cinquième mille

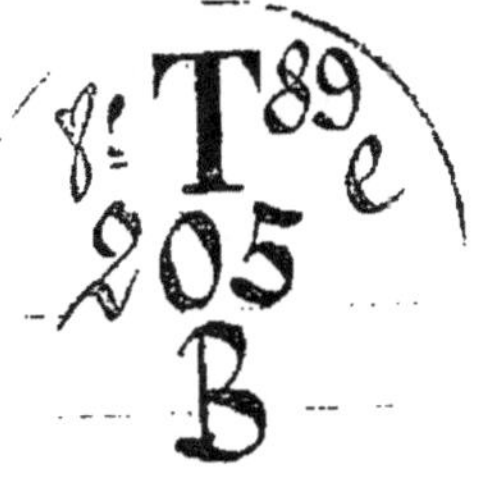

PARIS

J.-B. BAILLIÈRE
et FILS

Dr A. COMBE

PROFESSEUR DE CLINIQUE INFANTILE A
A FACULTÉ DE MÉDECINE DE LAUSANNE

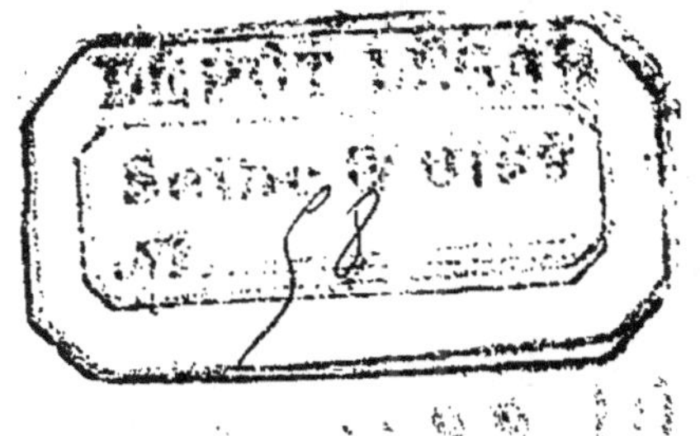

TRAITEMENT DE
L'ENTÉRITE
MUCO-MEMBRANEUSE

Cinquième mille

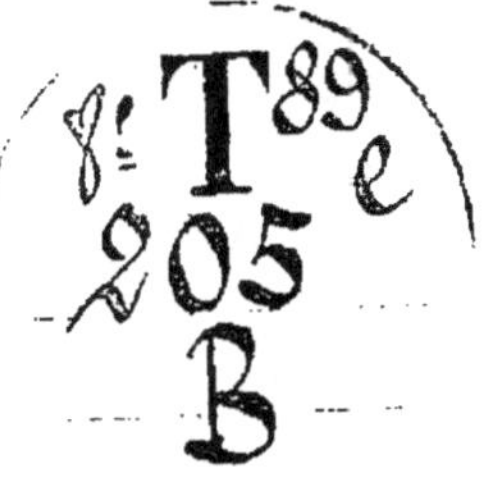

PARIS

J.-B. BAILLIÈRE

et FILS

LE TRAITEMENT

DE

ENTÉRITE MUCO-MEMBRANEUSE

LE TRAITEMENT

DE

L'ENTÉRITE

MUCO-MEMBRANEUSE

PAR

Le Docteur A. COMBE

PROFESSEUR DE CLINIQUE INFANTILE

A LA FACULTÉ DE MÉDECINE DE LAUSANNE

Avec figures et 4 planches coloriées

CINQUIÈME MILLE

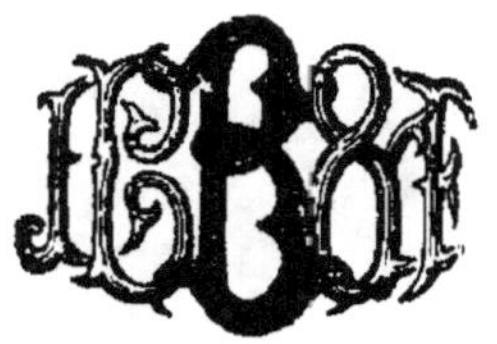

PARIS

LIBRAIRIE J.-B. BAILLIÈRE ET FILS

19, rue Hautefeuille, près du boulevard Saint-Germain

1908

Tous droits réservés.

PRÉFACE

Ce livre est avant tout un livre d'actualité.

L'entérite muco-membraneuse est en Europe une maladie extrêmement répandue, et sa fréquence augmente chaque jour. Ce n'est pas que ce soit une maladie nouvelle, mais elle était méconnue ; ses causes et ses remèdes étaient par cela même ignorés.

Nous avons voulu mettre entre les mains de nos confrères le fruit de notre observation et de notre expérience et par suite leur permettre d'obtenir les mêmes résultats que nous.

C'est pour eux également que nous avons

voulu donner en quatre planches coloriées les détails de l'analyse bactériologique des selles dans la constipation atonique, dans l'entérite muco-membraneuse et dans l'entérite infantile : elles empruntent leur caractère de vérité absolue au talent si consciencieux et si précis de M. le Dr Amann, qui a fait les préparations.

Nous avons donné quelque développement à l'étiologie de l'entérite muco-membraneuse telle que nous la comprenons, parce qu'elle est très discutée et parce que c'est de la connaissance des causes de la maladie que nous déduisons le traitement rationnel et les mesures prophylactiques qu'il convient de lui appliquer.

Nous avons également eu en vue les malades, en écrivant ce livre, et pour eux nous sommes entré dans le détail des menus qui devront régler leur alimentation.

Nous espérons que cet ouvrage contribuera à faire mieux connaître et à mieux guérir cette maladie qui frappe un si grand nombre de nos contemporains.

C'est dans cette pensée que nous l'avons écrit, et nous serons heureux s'il remplit son but.

Dr A. COMBE.

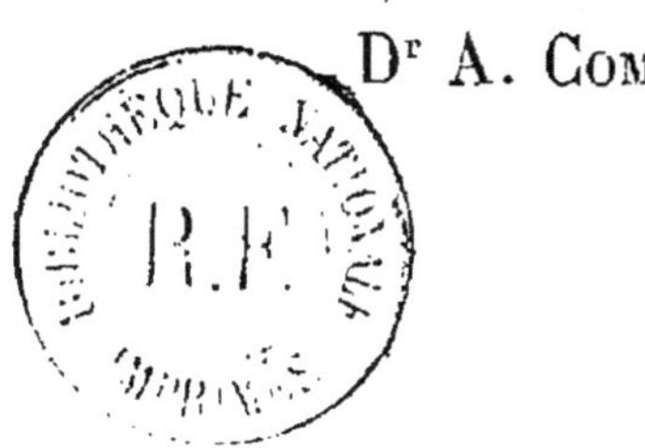

LE TRAITEMENT

D E

L'ENTÉRITE MUCO-MEMBRANEUSE

INTRODUCTION

L'entérite muco-membraneuse, dont on parlait à peine il y a vingt ans et dont on ne trouvait aucune mention dans les traités de pathologie d'il y a dix ans, tend à prendre aujourd'hui une place de plus en plus considérable dans la médecine moderne.

Nous pouvons faire ici la même constatation que l'on a déjà si souvent faite à propos de l'appendicite. Presque inconnue il y a trente ans, l'appendicite est devenue de plus en plus fréquente, soit qu'elle ait augmenté réellement, soit qu'on sache mieux la reconnaître, et elle

joue actuellement un rôle prépondérant dans
la pathologie intestinale.

L'histoire de l'entérite chronique muco-
membraneuse a subi les mêmes fluctuations.
A peine mentionnée par Morgagni et Van
Swieten, elle paraît presque oubliée pendant
200 ans, et il nous faut arriver aux dernières
années du siècle passé pour voir, presque en
même temps, les médecins de tous les pays la
décrire, insister sur sa fréquence et sur son
importance de plus en plus considérable.

Aussi Charrin en 1894 a-t-il pu dire : « La
fréquence de l'entérite membraneuse dépasse
de beaucoup ce qu'en disent les auteurs, même
ceux qui la déclarent très commune. Cette
fréquence inouïe, l'importance que prend
cette affection, les ennuis qu'elle cause font
qu'à mon avis elle devrait occuper, même
dans les plus élémentaires manuels de pathologie, une place beaucoup plus considérable
que celle qu'on lui réserve habituellement ».

On peut se demander si cette affection existait autrefois avec sa fréquence actuelle sans
que les anciens médecins, qui étaient cepen-

dant des observateurs merveilleux, sachent la dépister et la reconnaître, ou bien si elle a, depuis ces dernières années, augmenté dans des proportions telles qu'elle soit arrivée à forcer l'attention.

Certes, l'entérite n'était pas inconnue au xviiie siècle, mais elle était alors l'apanage de l'élite de la société et ne se trouvait guère dans la bourgeoisie et dans le peuple. C'était donc une maladie rare. Voltaire en était atteint, à ce que nous raconte M. Maugras dans son si intéressant ouvrage sur la Cour de Lunéville. Il aimait à parler de ses *vapeurs*, comme on appelait alors l'entérite, avec ceux qui souffraient du même mal. « Il grille de me voir pour parler glaires avec lui, écrit Mme de Graffigny en parlant de Voltaire, c'est aussi sa marotte, il a aussi la barre dans le ventre, enfin... rien n'y manque. »

Actuellement l'entérite s'est généralisée en se démocratisant : En même temps que l'hérédité arthritique s'étendait de la noblesse à la bourgeoisie, les conditions de la vie moderne, avec la constipation, qui en est la conséquence aggravée par la nourriture azotée prise en excès, ont à la fois diminué les défenses de l'intestin et exagéré les phénomènes putrides qui s'y produisent.

Or, nous le verrons, ce sont là les causes indispensables, mais suffisantes, pour produire l'entérite. Leur généralisation progressive peut fort bien expliquer cette expansion, cette marche toujours plus envahissante de l'entérite muco-membraneuse, marche dont les limites ne sont certainement pas encore atteintes.

Nous n'en voulons pour preuve que notre statistique personnelle déjà considérable, puisqu'elle date de quinze ans et porte sur près de 1800 cas. Or, sur ces 1800 cas, 80 à peine appartiennent à la Suisse, où cette maladie est très rare, et sur ces 80 plus de la moitié (50) viennent de Genève, où cette affection, sans être aussi fréquente qu'à Paris, n'est pas exceptionnelle.

Nous avons eu cependant l'occasion de voir de très nombreuses affections intestinales d'adultes et d'enfants suisses, soit en ville, soit à l'hôpital et quoique nous ayons recherché avec soin chez eux les symptômes de l'entérite muco-membraneuse, nous n'en avons trouvé qu'une trentaine de cas, les autres étaient atteints d'entérite chronique glaireuse. On le voit, il ne suffit pas d'en connaître les symptômes et d'avoir l'habitude de les dépister pour trouver des entérites muco-membraneuses, il faut encore opérer dans des pays où elles s'observent.

Nous n'avons pas l'intention de revenir ici sur l'histoire de l'entérite muco-membraneuse, qui a été faite par Langenhagen, G. Lyon et surtout par Jouaust (1), dans son excellente thèse.

Nous ne décrirons pas non plus les symptômes et les complications de cette maladie, car ils ont été admirablement étudiés par de Leyden, Rosenheim, Ewald, Boas, Nothnagel, en Allemagne; par Edwards, Boardmann, Kilburne, en Amérique; par Mason-Good, Woodward, Boyden, en Angleterre et par un très grand nombre d'auteurs en France, parmi

(1) Voy. également Jouaust, Les traitements des entérites (*Actualités médicales*, Paris).

lesquels nous citerons Potain, Richardière, Guinon, Comby, Langenhagen, Froussard, G. Lyon, Giffard, etc.

Nous voulons nous borner ici à l'étude de l'étiologie, et de la pathogénie de l'entérite muco-membraneuse et à la description du traitement que nous appliquons à cette maladie.

I. — ÉTIOLOGIE

Ce qui a beaucoup compliqué l'étude de l'étiologie de l'entérite chronique muco-membraneuse, c'est que cette maladie locale et de nature inflammatoire a été confondue par la majorité des auteurs avec une névrose à manifestation intestinale qui lui ressemble à plusieurs points de vue. Cette confusion est des plus regrettables, car elle a beaucoup nui à l'étude de ces deux maladies, qui doivent être soigneusement distinguées l'une de l'autre, soit au point de vue pathogénique, soit au point de vue thérapeutique.

C'est ce que nous allons essayer de faire.

I. — ENTÉRO-NÉVROSE MUCO-MEMBRANEUSE

Il existe en effet une névrose intestinale appelée par Leyden et Rosenheim *Sécrétions-*

neurose ; par Vanni *myo-angioneurose ;* par Nothnagel *colique muco-membraneuse* et que nous nommerions volontiers avec G. Lyon *entéro-névrose muco-membraneuse.*

Cette maladie, beaucoup plus rare que la forme inflammatoire (28 cas sur 1800), ne s'observe que chez les femmes nerveuses et névrosées, ou chez des hommes profondément neurasthéniques ou atteints d'hypocondrie.

Presque tous appartiennent par hérédité à la grande famille des nerveux. Ils ont des névroses ou des psychoses dans leurs ascendants ou leurs collatéraux. Eux-mêmes sont excessivement impressionnables et craintifs ; dès leur naissance, ils ont eu des terreurs nocturnes, plus tard des phobies diverses, mais presque toujours orientées sur leur tube digestif (craintes d'appendicite, cancer, ulcères, obstruction intestinale, etc.). Un seul de mes malades atteint d'entéro-névrose muco-membraneuse, un intellectuel, professeur de droit, était un surmené par des études et des veilles, mais, même chez lui, on trouvait des tares nerveuses héréditaires.

Ces malades présentent, à des degrés divers, des symptômes soit d'hystérie, soit de neurasthénie ; tous tendent plus ou moins à l'hypocondrie. Ils se plaignent de toujours sentir leur ventre ; après les repas, ils ont des renvois et des nausées, qui presque toujours sont causés par des mouvements intestinaux pénibles et quelquefois même douloureux, mouvements qui s'accompagnent parfois de bruits entendus par le malade et son entourage. Ce sont là les symptômes de *l'agitation péristaltique* de Nothnagel, des *tormina nervosa* de Rosenheim. Ces mouvements et ces sensations pénibles augmentent beaucoup pendant la période menstruelle. Souvent ils se produisent la nuit et causent de l'insomnie.

Ces malades souffrent en outre d'une constipation opiniâtre, *constipation spastique* par excellence. Il n'est pas rare de les voir rester 2 ou 3 jours et même une semaine sans aller du ventre. La selle est pénible, de très petit calibre, en longs rubans ou, au contraire, en petits noyaux ovillés. Ces selles sont *quelquefois, mais pas toujours,* recouvertes de glaires ou de membranes blanchâtres.

Très rarement on observe des malades ayant des selles nombreuses, 3 ou 4 par jour, mais, et c'est là un caractère important, elles ne sont pas diarrhéiques ; elles ont, au contraire, les mêmes caractères que dans la forme constipée.

Enfin, et c'est là le symptôme prédominant de cette maladie, à intervalles variables suivant les personnes, souvent après une émotion ou une contrariété, après un refroidissement ou quelquefois sans cause, il se produit chez ces malades une crise entéralgique excessivement violente. C'est une colique fixe, qui a son siège, le plus souvent, dans le côlon transverse, quelquefois dans le côlon ascendant ou l'S iliaque, quelquefois dans tout le gros intestin. Cette colique s'accompagne souvent de douleurs dans la vessie, dans les organes génitaux, dans le sciatique. Les nausées, les vomissements nerveux ne sont pas rares. Il en est de même des symptômes nerveux : pleurs, cris, agitation, etc.

Après ces coliques sèches, d'une durée variable, survient spontanément une selle avec des épreintes ou après un lavement. Cette selle est formée presque uniquement de membranes blanchâtres épaisses, aplaties, tubulaires ou en boules (Rosenheim). La quantité de membranes évacuées est toujours considérable, quelquefois énorme (un demi, même un vase de nuit entièrement rempli). Le plus souvent la selle est composée uniquement de membranes ; beaucoup plus rarement, elle est accompagnée, précédée ou suivie de rares matières fécales aplaties ou ovillées, qui sont blanchâtres et acholiques.

Il faut se garder de confondre ces crises avec des coliques hépatiques ; l'acholie doit s'expliquer probablement par la propagation du spasme au canal cholédoque ou aux canaux biliaires. L'examen macroscopique et microscopique des selles démontre que les membranes ressemblent absolument à celles de l'entérite muco-membraneuse. Elles sont aussi formées de mucine, mais, par contre, on n'y trouve que peu de cellules épithéliales, point de cellules rondes (pus et sang) et peu de microorganismes.

On y constate aussi quelques cristaux de phosphate ammoniaco-magnésien et de cholestérine.

L'examen urinaire est presque normal. Quelquefois, j'ai pu constater de la phosphaturie (2,0 à 3,80 par 24 heures). Les sulfo-éthers sont normaux ou à peu près, 0,100 à 0,150. On trouve peu d'indol et peu dé phénols.

La crise une fois terminée, le malade est très soulagé pendant un intervalle plus ou moins long. Cet intervalle dure un jour, trois jours, une semaine, quelquefois un ou plusieurs mois. Nothnagel a même observé un malade qui n'a eu qu'une seule et unique crise.

Pendant la crise, l'apparence du ventre rappelle celui de la méningite : il est rétracté, *en bateau*, dur, les muscles droits sont tendus comme des cordes. Le ventre est très douloureux à la palpation. On voit combien l'aspect de l'abdomen diffère de celui de la crise de l'entérite muco-membraneuse, où, au contraire, les symptômes de péritonisme sont prédominants.

Les symptômes objectifs, présentés par ces malades entre les crises, sont les suivants : on observe toujours chez eux une exagération souvent considérable des réflexes tendineux, musculaires et cutanés ; le signe de Chvosteck n'est pas rare.

Le ventre est plutôt rétracté ; dans la région ombilicale, parfois, on voit et sent des mouvements péristaltiques exagérés.

Le gros intestin est, *dans toute sa longueur*, dur, rétracté, « tuyau de caoutchouc » ; il est partout très facilement palpable excepté à l'épigastre, à cause de la tension des grands droits.

Cette maladie n'est pas mortelle, aussi les examens anatomo-pathologiques sont-ils excessivement rares. On ne peut guère citer ici que ceux de O. Rothmann (1) et Edwards (2) qui, observés pendant la vie, présentaient d'une façon absolument typique les symptômes de l'entéro-névrose muco-membraneuse. L'examen fait par C. Ruge, examen très soigné et portant sur toutes les parties du tractus intestinal, démontra que la muqueuse intestinale était absolument normale.

(1) Rothmann, *Deuts. med. Woch.*, 1887, p. 27.
(2) Edwards, *Amer. Journ. of med. Sc.*, 1888, p. 32.

Voilà donc un premier tableau symptomatique bien net, qui correspond à la maladie appelée en Allemagne *colique muco-membraneuse* et que l'on pourrait appeler, avec G. Lyon, d'un terme prêtant moins à la confusion, *entéro-névrose muco-membraneuse*. Mais, contrairement à l'opinion de G. Lyon, cette maladie ne doit absolument pas rentrer dans le cadre de l'entérite muco-membraneuse.

L'entéro-névrose est une affection nerveuse, qui demande un traitement bien spécial dirigé uniquement contre l'atteinte du système nerveux.

L'entérite muco-membraneuse est, comme nous allons le voir, une affection intestinale, qui nécessite un traitement diététique et médicamenteux spécial, dirigé uniquement contre l'inflammation de la muqueuse intestinale.

II. — ENTÉRITE MUCO-MEMBRANEUSE

A. — CAUSES PRÉDISPOSANTES.

L'entérite muco-membraneuse est une affection fréquente, au moins dans certains pays.

Age. — Tous les *âges* y sont sujets. J'ai observé des entérites muco-membraneuses typiques à 4 semaines, à 6 semaines, j'en ai vu plusieurs après 70 ans.

Contrairement à l'opinion de Lyon, de Langenhagen, etc., les enfants *au-dessous de 10 ans* sont fréquemment atteints de cette maladie. Depuis que les médecins d'enfants ont pris l'habitude d'examiner eux-mêmes les selles, ils ont été fort surpris de voir que beaucoup d'enfants traités par eux pour de la dyspepsie, pour de l'anémie, pour de l'infantilisme, pour de la cachexie de cause vague (adénopathie trachéo-bronchique probable !), pour des symptômes nerveux divers, etc., étaient atteints, en réalité, d'entérite muco-membraneuse.

Au-dessus de 10 ans, la proportion augmente encore, pour atteindre son maximum entre 20 et 30 ans.

Sexe. — Le *sexe* ne me paraît pas jouer un rôle aussi considérable que l'on a bien voulu le dire. En tout cas, chez l'enfant, il n'a aucune importance. A partir de la puberté, le nombre des femmes atteintes augmente, et j'en trouve dans ma statistique 60 p. 100, chiffre qui se rapproche beaucoup de ceux de Langenhagen et Bottentuit.

Habitation. — L'*habitation* paraît jouer un rôle, difficile cependant à préciser exactement. Les citadins sont beaucoup plus frappés que les habitants de la campagne, ce qui tient, à mon avis, à l'alimentation beaucoup plus carnée et à la rareté beaucoup plus grande de la constipation spasmodique chez les campagnards. Enfin à la campagne, l'entérite chronique se manifeste beaucoup plus, quand elle existe, sous sa forme diarrhéique glaireuse, que sous sa forme muco-membraneuse, ce qui tient au fait que l'arthritisme est beaucoup plus rare à la campagne qu'à la ville.

Position sociale. — La *position sociale* exerce la même influence ; extrêmement rare chez les pauvres, l'entérite membraneuse est beaucoup plus fréquente chez les riches. On la voit très rarement à l'hôpital, rarement chez les ouvriers des villes, ce qui montre bien que la position sociale est ici bien plus importante que l'habitation.

Habitudes alimentaires. — L'abus de l'alimentation azotée (viande et œufs), que l'on observe d'une manière si générale en France et en Angleterre, dans les villes, et en Russie dans la classe aisée, explique bien pourquoi les citadins de la France, de la Belgique et de l'Angleterre et la classe aisée russe offrent un nombre beaucoup plus considérable d'entérites muco-membraneuses que tous les autres pays.

Cette maladie est peu fréquente en Allemagne et dans l'Italie du nord, elle est très rare en Suisse et dans l'Italie du sud. Je ne l'ai jamais observée en Tunisie dans la population indigène où j'ai eu l'occasion de pratiquer quelque temps et de constater combien exceptionnelle y est l'alimentation carnée.

Chose singulière, dans mes trente cas observés en Suisse (Genève mise à part), je ne trouve parmi les campagnards que quatre cas d'entérite muco-membraneuse, et tous sont des enfants de bouchers. C'est même ce qui a attiré mon attention sur l'influence de l'alimentation azotée dans l'étiologie de l'entérite muco-membraneuse.

Je viens de lire avec beaucoup d'intérêt la belle communication de Lucas-Championnière sur l'étiologie de l'appendicite, cette autre infection intestinale qui, comme l'entérite, n'est primitivement qu'une inflammation de la muqueuse de l'intestin, causée par une infection microbienne, mais qui évolue d'une manière différente grâce aux conditions anatomiques et pathologiques spéciales de l'appendice vermiculaire, ce *cæcum du cæcum*, comme le dit si excellemment Reclus.

Lucas-Championnière attribue l'infection de l'appendice, comme nous le faisons pour l'infection du gros intestin, à l'abus de la viande et à son usage prématuré, et ajoutons au fait que cette viande est consommée souvent crue ou très peu cuite.

On comprend dès lors pourquoi l'entérite et l'appendicite sont plus fréquentes dans les grandes villes de l'Angleterre, de la Hollande, de la Russie et de la France, car ce sont les villes où l'on consomme le plus de viandes et d'œufs et surtout le plus de viandes peu cuites, régime alimentaire qui, comme nous le verrons, favorise largement la putréfaction intestinale.

A l'appui de cette conception étiologique, Lucas-Championnière nous donne les résultats d'une fort intéressante enquête faite par lui et dans laquelle la relation entre l'appendicite et la diète carnée se démontre jusqu'à l'évidence.

Dans les prisons où le régime n'est que très exceptionnellement carné, l'appendicite est très rare, alors qu'elle est très fréquente dans les mêmes villes où se trouvent ces prisons. Clairvaux, avec une population de mille prisonniers, n'a eu en 1900 qu'un seul cas d'appendicite. La petite Roquette, sur 4 000 détenus en 1902 et 1903, ne compte que trois cas dont un n'était qu'une rechute. Or le régime de ces établissements est à peu près végétarien; le jeudi et le dimanche seulement on distribue de la viande.

Le fait est encore plus marqué dans les établissements où le régime est essentiellement végétarien.

Ainsi dans l'asile d'aliénés de Mayenne, sur 1 500 pensionnaires, on n'a observé aucun cas d'appendicite en trois ans.

Dans le couvent des sœurs Saint-Joseph de Verdun pas un seul cas d'appendicite depuis 1888. Dans celui des Clarisses et des Carmélites de Nantes, pas un seul cas autochtone. Pas de cas non plus chez les Carmélites de Londres, etc. Or, dans tous ces couvents le régime est lacto-végétarien pur.

Comme contraste aux faits qu'il signale, Lucas-Championnière cite le couvent des religieuses de l'Hôtel-Dieu de Paris, qui se nourrissent presque exclusivement de viande et qui ont eu à déplorer un nombre considérable d'appendicites.

En Roumanie, d'après Stoicesco, l'appendicite est extrêmement rare dans les campagnes où l'usage de la viande est très exceptionnel, et très fréquente dans les villes où l'on en consomme beaucoup. On observe :

*A la campagne : une appendicite sur 22740
malades.*

A la ville : une appendicite sur 222 malades.

Au dire de plusieurs médecins de Bucarest
avec lesquels je parlais de cette question, il
en est exactement de même avec l'entérite,
elle est très rare à la campagne et très fréquente en ville.

En Bulgarie, d'après Grigoroff (1), l'appendicite est une maladie connue seulement dans
les populations urbaines qui ont un régime alimentaire se rapprochant de celui des villes de
l'Europe occidentale, tandis qu'elle est absolument inconnue dans les campagnes où les
paysans se nourrissent exclusivement de
légumes et de lait aigre.

Nous pouvons donc conclure des faits si
intéressants réunis par Lucas-Championnière
et Grigoroff, que l'usage prématuré de la viande
et sa consommation toujours plus abondante
sont un des facteurs les plus importants de la
putréfaction intestinale et de la fréquence
croissante des entérites et des appendicites.

(1) GRIGOROFF, Thèse de Genève, 1905.

Antécédents héréditaires. Arthritisme. — Dans toutes les observations, on trouve chez les membraneux des antécédents arthritiques. Tous descendent de familles où les goutteux, les obèses, les diabétiques sont nombreux. Tous affirment que, chez leurs ascendants ou collatéraux, les migraines, les névralgies, l'asthme, la gravelle sont fréquents. En un mot, les entéritiques membraneux sont sans exception de souche arthritique.

Sans doute l'arthritisme est encore loin d'être expliqué dans son essence. On sait cependant que les arthritiques sont sujets aux congestions (maux de tête, migraines et surtout aux inflammations des muqueuses : conjonctive, pituitaire, pharynx, bronches, intestin). Or, la grande majorité de nos membraneux accuse cette tendance aux inflammations des muqueuses.

On sait que, chez les arthritiques, entre les accès, les proportions des acides urique et oxalique sont augmentées dans les urines. Or, nous avons trouvé chez nos membraneux une augmentation constante et souvent considérable d'acide urique chez les uns (jusqu'à 1,20

p. 24 heures), d'acide oxalique (0,030 à 0,080 à 0,120 par 24 heures) chez les autres ; chez d'autres encore, des deux corps.

Dans leurs selles, chose que nous n'avons pas vue signalée, on trouve des cristaux d'oxalates et d'urates en quantités souvent considérables ; chez les oxaluriques, c'étaient les oxalates qui prédominaient ; dans l'arthritisme urique, c'étaient les urates ; dans la forme mixte, les cristaux d'urates et d'oxalates étaient en très forte proportion.

La présence des oxalates s'explique facilement : Abeles (1), cherchant à démontrer que l'oxalurie alimentaire n'existe pas et ne peut exister, prouve que les oxalates solubles des aliments se transforment en oxalates de chaux insolubles dans l'intestin et qu'ils sont éliminés sous cette forme par les selles. Il n'est donc pas étonnant de trouver des oxalates de chaux dans les selles.

Reste cependant à expliquer pourquoi dans les selles de constipation atonique les oxalates

____

(1) ABELES, *Wien. kl. Woch.*, 1892, p. 342.

sont rares, alors qu'ils sont en nombre extrêmement considérable dans la constipation spasmodique de l'entérite muco-membraneuse.
Les travaux de chimie physiologique donnent
à cette question deux solutions.

Tout d'abord comment l'acide oxalique se
produit-il dans l'organisme? Je laisse de côté
la formation de l'acide oxalique dans le foie
aux dépens de l'acide glucuronique et par conséquent aux dépens des glucoses et des farines (1), car cela ne rentre pas dans notre
étude, les analyses de nos malades ayant été
faites avant qu'ils soient au régime.

Wohler et Frerichs (2) avaient déjà trouvé,
et ce fait a été confirmé par Gallois (3), que
l'ingestion d'acide urique augmente considérablement l'oxalurie.

Lommel (4) et Furbringer (5) démontrent
qu'une alimentation riche en nucléine (ris de
veau, cervelle, rognon) augmente notablement

(1) Meyer, *Zeits. f. klin. Med.*, 47.
(2) Wohler et Frerichs, *An. der Chem.*, 65, p. 340.
(3) Gallois, *Comptes rend. Ac. Sc.*, 44, p. 734.
(4) Lommel, *Arch. f. kl. Med.*, 63, p. 599.
(5) Furbringer, *Arch. f. kl. Med.*, 18. p. 143.

les proportions soit de l'acide urique, soit de l'acide oxalique dans l'urine. Luzatto enfin (1) donne l'explication de ce fait en démontrant que l'acide urique dans le corps peut se transformer en partie en acide oxalurique, puis en acide oxalique. Ainsi se trouve expliquée la relation clinique indiscutable entre la goutte et l'arthritisme d'une part, et d'autre part la production d'oxalates en excès, dans le sang et leur élimination soit par l'urine, soit par la muqueuse intestinale.

On s'explique fort bien de cette façon pourquoi dans l'arthritisme on trouve en grand nombre des cristaux d'oxalates dans les selles.

Mais il est encore une autre explication à ce fait qu'il convient de signaler :

Emmerling (2) démontre que, sous l'influence microbienne, il se produit aux dépens de la nourriture des oxalates solubles. Harnack, van der Leyden, Moraczeski (3) confirment ce

(1) Luzatto, *Zeils. f. phys. Ch.*, 37, p. 225.
(2) Emmerling, *Centralbl. f. Bact.*, X. p, 9.
(3) Harnack, van der Leyden, Moraczeski, *Centralbl. f. in. Med.*, 1903, p. 1.

fait et montrent l'étroite relation qui existe entre l'indicanurie et l'oxalurie.

Sur 437 cas, Moraczeski trouve :

De l'oxalurie dans 84,3 p. 100 des indicanuries.

De l'indicanurie dans 74 p. 100 des oxaluries.

La production en excès d'oxalates solubles dans l'intestin d'abord, dans le sang ensuite, l'oxalurie et l'élimination d'oxalates par la muqueuse intestinale accompagnent donc toute putréfaction intestinale exagérée.

Or, nous le verrons, c'est là un des caractères importants de l'entérite muco-membraneuse que cette putréfaction intestinale intense, ce qui va constituer un cercle vicieux au premier chef. La putréfaction intestinale s'accompagne en effet d'une élimination considérable d'oxalates par la muqueuse intestinale, ce qui l'irrite, paralyse ses défenses et favorise d'autant la putréfaction.

Cette deuxième explication suffit-elle à expliquer l'oxalurie des membraneux, sans que l'on ait besoin de recourir à l'arthritisme et à la formation d'oxalates aux dépens de l'acide

urique, c'est ce qu'il est difficile de décider. Il
était bon cependant de le signaler.

Il est moins aisé d'expliquer la présence de
cristaux d'urates dans les selles des membraneux.

Nous savons en effet que la digestion des
nucléines par les enzymes ne produit qu'une
solubilisation de ces corps avec transformation
de l'acide nucléinique *a* en acide nucléinique *b*
(Popoff, Milroy, Umber, Aracki) (1).

La digestion microbienne par les coli seuls
et par les microbes mélangés des fèces décom-
pose d'abord les nucléines en guanine et adénine (2) et secondairement transforme la
guanine en xanthine, et l'adénine en hypoxan-
thine (3).

Mais jamais il ne se produit d'acide urique
dans l'intestin; il résulterait, au contraire, des
recherches de Kanger (4) que l'acide urique

---

(1) Popoff, Milroy, Umber, Aracki, *Zeils. f. phys. Ch.*. 38,
p. 83.
(2) Schittenhelm et Schroeter, *Zeils. f. phys. Ch.*, 39,
p. 203.
(3) Schlindler, *Zeils. f. phys. Ch.*, 13, p. 441.
(4) Kanger, *Pfluger's Arch.*, 100, p. 428.

ingéré ne se retrouve pas dans les selles.

Il nous faut donc admettre qu'il se produit dans l'arthritisme une élimination d'urates par la muqueuse intestinale (analogue à l'élimination des phosphates dans l'ostéomalacie démontrée par His), élimination qui, comme celle de l'acide oxalique, fatigue et irrite la muqueuse et paralyse ses moyens de défense.

Ces phénomènes d'élimination d'urates et d'oxalates par la muqueuse intestinale expliquent bien, à mon sens, la prédisposition toute spéciale des arthritiques à l'infection et à l'irritation de la muqueuse intestinale.

Chez les arthritiques en effet on trouve à la fois une muqueuse affaiblie et une putréfaction azotée exagérée, double condition indispensable à la production de l'entérite muco-membraneuse.

En effet, la putréfaction intestinale exagérée ne suffit pas à déterminer l'entérite muco-membraneuse ; tout au plus, si elle est intense, en résultera-t-il une infection de la muqueuse intestinale, c'est-à-dire une entérite glaireuse, aiguë ou chronique.

Pour que l'entérite chronique glaireuse se transforme en muco-membraneuse, il faut encore la prédisposition de l'intestin, son irritabilité, sa tendance au spasme qui s'explique par l'arthritisme.

Cette notion pathogénique et étiologique nous permet de comprendre pourquoi, alors que les conditions d'infection sont à peu près les mêmes dans les grandes villes, ce sont surtout les riches qui sont atteints d'entérite muco-membraneuse, pourquoi la fréquence de cette maladie augmente, pourquoi elle est beaucoup plus répandue aujourd'hui qu'il y a quelques années.

C'est parce que l'arthritisme lui-même s'étend et gagne chaque jour plus de terrain, grâce aux vices d'alimentation, grâce à l'alimentation trop carnée qui se répand de plus en plus dans toutes les classes de la société, grâce à la vie enfiévrée et surmenée, causée par l'ardente lutte pour la vie.

Nervosité. — La plupart des auteurs affirment que la nervosité est la cause de l'entérite muco-membraneuse. G. Lyon, qui a écrit sur

l'entérite des travaux extrêmement intéressants, est un partisan convaincu de la théorie
nerveuse qu'il expose d'une façon magistrale
dans son dernier travail : *Pathogénie des névroses
intestinales.*

C'est, dit-il, un ensemble de troubles fonc-
tionnels du grand sympathique abdominal, une
trophonévrose sécrétoire, motrice et sensitive,
survenant uniquement chez une certaine catégorie de prédisposés et pouvant être provoquée,
soit par une cause cérébrale (neurasthénie,
névrose, etc.), soit par une cause locale (rénale,
hépatique, utérine).

Ce travail, quoique très étudié, n'a pas
modifié notre manière de voir.

Sans doute, l'entérite peut atteindre des nerveux, c'est une catégorie trop nombreuse pour
qu'elle puisse y échapper et il n'est pas étonnant
du tout de voir de très nombreux entéritiques
accuser de la nervosité, quelquefois même des
névroses et des psychoses dans leurs ascendants et chez leurs collatéraux.

Le contraire est, avouons-le, presque exceptionnel dans la clientèle de la ville appartenant

à la classe aisée. Il n'y a donc là aucune indication causale.

Sans doute, beaucoup d'entéritiques membraneux déclarent être nerveux dès leur naissance et ajoutent que les phénomènes nerveux qui existaient avant l'installation de la colite ont été notablement renforcés et exagérés par elle et ont même dégénéré en une neurasthénie franchement déclarée.

Là encore, ceci n'a rien d'étonnant; il n'y a rien de surprenant à voir l'auto-intoxication intestinale, si considérable dans l'entérite, exagérer et augmenter chez un nerveux les symptômes de la nervosité, alors qu'elle peut les créer à elle toute seule.

En effet, j'ai observé un assez grand nombre d'entéritiques qui affirment appartenir à des familles exemptes de nervosité et n'avoir jamais présenté de phénomènes nerveux eux-mêmes avant leur entérite. Ce sont, au moins dans ma clientèle, des médecins, des officiers de la marine ou des troupes coloniales qui tous et sans aucune hésitation attribuent à leur maladie intestinale les phénomènes de nervosité ou de neurasthénie dont ils souffrent.

Tout ceci, et nous sommes pleinement d'accord avec Langenhagen pour l'affirmer, ne s'accorde nullement avec la théorie qui voudrait faire de la neurasthénie le phénomène primitif provocateur de l'entérite.

Nous pensons, au contraire, que, soit dans l'état d'équilibre du système nerveux, soit dans le nervosisme héréditaire, soit dans le nervosisme acquis, l'auto-intoxication causée par l'entérocolite peut produire à elle seule, mais à des degrés divers, tous les phénomènes de neurasthénie dont souffrent les malades atteints d'entérocolite muco-membraneuse.

Ce qui le prouve surtout, c'est qu'il existe des systèmes nerveux dont la résistance est à l'épreuve de l'auto-intoxication intestinale, entéritique, car, comme d'autres, *j'ai vu un assez grand nombre d'entéritiques chez lesquels une entérite membraneuse, même sérieuse, même très douloureuse, n'avait troublé en rien l'équilibre absolu de leur système nerveux* et qui ne présentaient aucun trouble nerveux appréciable, aucune manifestation physique ou psychique de neurasthénie.

La constatation certaine de ces cas assez nombreux, puisque j'en ai constaté au moins 150, renverse absolument la théorie nerveuse de l'entérite muco-membraneuse.

Je suis obligé de dire *au moins*, car si j'ai noté le diagnostic de tous les cas observés, n'ayant pas la moindre idée que j'étais destiné à soigner un grand nombre d'entérites, je n'ai commencé à consigner les différents symptômes de mes entéritiques qu'à partir de l'année 1898.

Ajoutons enfin comme dernière preuve l'observation déjà faite par Langenhagen et d'autres, c'est que, les tarés héréditairement exceptés, presque toujours les malades, qui ont vu leur état intestinal s'améliorer à la suite du traitement local, ont aussi observé parallèlement la diminution, puis la disparition des phénomènes nerveux ou neurasthéniques.

En résumé, les nerfs jouent un grand rôle dans l'entérite muco-membraneuse au point de vue des complications, mais ils n'ont qu'une influence très restreinte dans l'étiologie de cette maladie.

Constipation. — G. Sée, Potain, J. Simon, Mathieu, Malibran, Langenhagen attribuent l'entérite muco-membraneuse à la constipation résultant d'une atonie intestinale. « En interrogeant avec soin les malades, dit Langenhagen, on voit que presque toujours les troubles pathologiques se succèdent ainsi. D'abord constipation opiniâtre, prolongée, durant depuis l'enfance ou depuis l'adolescence... puis, à un moment donné, apparition de glaires et de membranes, etc. »

Envisagée de cette manière, nous ne pouvons partager l'opinion de cet auteur, pourtant si excellent observateur.

Constipation atonique. — Il existe en effet une *constipation atonique ;* elle est fréquente chez l'adulte et chez l'enfant et peut durer des années, même depuis la naissance. Chez ces malades, le côlon est gros, ballonné ; à la palpation, on le trouve mou, atone, excepté dans le côlon descendant où les matières sont facilement perçues et reconnaissables à *l'impression digitale* qui persiste. Les selles sont grosses, énormes même, et quelquefois on constate à leur surface de petites glaires transparentes, ou même des petites pellicules translucides, mais jamais de membranes.

Cette constipation, dans la grande majorité des cas, ne s'accompagne d'aucun phénomène d'auto-intoxication, ni d'infection secondaire de la muqueuse intestinale. En effet, grâce à la sécheresse des matières, la plupart des bacilles actifs sont remplacés par des coques beaucoup moins actifs.

La putréfaction intestinale est faible, l'auto-intoxication peu considérable, les sulfo-éthers, les phénols et l'indol sont en proportion presque normale. L'infection secondaire de la muqueuse est très rare.

La constipation atonique ne peut donc être envisagée comme une cause d'entérite muco-membraneuse. Ce qui le prouve jusqu'à l'évidence, c'est qu'il existe, dans 15 p. 100 des cas environ, une entérite membraneuse à forme diarrhéique d'emblée. Cette forme est encore beaucoup plus fréquente chez les enfants où elle existe dans le tiers des cas.

Constipation spasmodique. — La *constipation spasmodique*, décrite pour la première fois en 1883 par Cherchewski, puis par Fleiner, Westphalen, Ebstein, se voit chez les hystériques et les neurasthéniques, les surmenés et les saturnins. Elle atteint en général tout le gros intestin. Le côlon *tout entier*, comme dans l'entéronévrose, est dur, en spasme, *tuyau de caoutchouc*. Les selles sont de petit calibre, étirées. Leur volume est très faible, comme von Sohlern le démontre (1), et n'est nullement en rapport avec le volume des selles émises par les individus normaux; enfin elles sont recouvertes d'une légère couche de mucus incolore, qui quelquefois forme une petite glaire. Mais on n'y trouve pas de membranes. Cette constipation ne s'accompagne pas de météorisme, ni de gaz.

Woodward a démontré qu'une grande partie de la selle, un quart, quelquefois un tiers, quelquefois même la moitié, est constituée non

(1) Von Sohlern, *Berl. kl. Woch.*, 1902, p. 914.

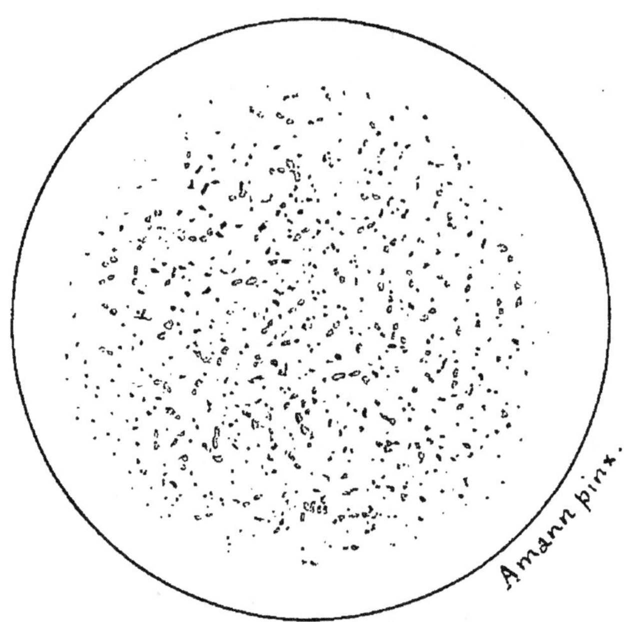

Constipation chronique.

Entérocoques et Microcoques
Coloration Weigert-Escherich. Préparation du Dr Amann.

par des détritus alimentaires, mais par des amas immenses, presque invraisemblables, de microbes. Or, comme le fait voir von Solbern, dans la constipation spasmodique, la proportion des microbes diminue considérablement, de là, la petitesse des selles, de là, l'absence presque complète des fermentations.

De plus, dans la constipation spasmodique nous trouvons une flore microbienne presque normale avec prédominance des colibacilles et absence presque complète des bacilles anaérobies qui favorisent la putréfaction intestinale (Voir pl. 1).

On s'explique pourquoi ces constipations sont si facilement supportées et sans aucun malaise, et comment des nerveux peuvent rester 8, 10 et même 15 jours sans aller à la selle et sans souffrir le moins du monde.

On le voit, *la constipation spasmodique primaire essentielle ne peut pas produire par elle-même d'entérite membraneuse.*

Pl. I. — Constipation chronique.
Entérocoques et microcoques. Coloration Weigert-Escherich. Préparation du Dr Amann.

Il n'en est plus de même de la constipation spasmodique secondaire. Toute irritation, toute inflammation, toute ulcération du côlon peut provoquer une contracture de l'intestin, ordinairement dans le voisinage immédiat de la portion lésée. Il s'agit là d'un spasme, comparable au spasme du pylore des malades atteints d'ulcère stomacal.

C'est ainsi qu'on observe le spasme de l'anus dû aux fissures, le spasme du côlon pelvien dû aux annexites, le spasme du cæcum dû à l'appendicite chronique, etc.

Il en est de même dans l'entérite. L'inflammation, parfois légèrement ulcéreuse, de la muqueuse du côlon qui la caractérise s'accompagne toujours d'un spasme localisé de l'intestin.

L'entéro-colite aiguë s'accompagne donc de selles glaireuses, quelquefois sanguinolentes et d'un spasme du côlon *localisé à la partie enflammée* et douloureux à la palpation.

L'entéro-colite chronique s'accompagne dans les parties enflammées aussi d'un spasme du côlon et de selles couvertes de glaires ou de membranes, suivant la réaction de la muqueuse.

Ce spasme et la constipation spasmodique qui en résulte sont donc ici la conséquence de l'inflammation du côlon et non pas la cause de l'entérite.

Il est vrai d'ajouter que cette constipation spasmodique localisée provoque presque toujours une dilatation en poche au-dessus de la partie contractée ; bientôt cette poche, plus ou moins grande, plus ou moins allongée, se remplit de gaz et de matières dont on perçoit facilement le clapotement. Cette accumulation de matières est le siège de putréfactions intestinales intenses, qui finissent par irriter profondément la muqueuse sous-jacente, par l'infecter, l'enflammer et y provoquer une poussée d'entérite aiguë qui va se manifester par une débâcle glaireuse avec ou sans réaction fébrile.

Ainsi cette constipation spasmodique et secondaire localisée, fonction elle-même d'entérite locale, étend et augmente peu à peu les limites de l'inflammation entéritique.

Aussi cette maladie ne peut-elle que s'étendre, si elle est laissée à elle-même.

En est-il de même dans l'entérospasme essentiel d'origine purement nerveuse ? Il n'est pas impossible que le spasme nerveux puisse à la longue et par le même mécanisme, surtout si l'intestin y est prédisposé, déterminer une infection secondaire, c'est-à-dire de l'entéro-colite Mais ce doit être bien exceptionnel.

B. — CAUSES DÉTERMINANTES.

1° Pathogénie.

Pour bien saisir ces causes et leur action pathogénique, il est nécessaire que nous disions quelques mots de la bactériologie de l'entérite chronique.

Depuis plus de dix ans nous faisons toujours examiner les selles de nos intestinaux, au point de vue histologique et bactériologique, par notre habile bactériologue, le Dr Amann, et sans exception nous avons constaté dans l'enté-rite une modification considérable de la flore normale de l'intestin et l'apparition constante de microbes anormaux anaérobies, variables suivant les cas.

Chez le nourrisson, par exemple, on note

régulièrement la disparition du *bacillus bifidus* de Tissier. Chez l'enfant plus âgé, on remarque la diminution considérable du *bacillus coli commune* et du *bacillus acidi-lactis* qui sont remplacés par de nombreux bacilles anaérobies protéolytes, pour la plupart pathogènes.

Ces bacilles anaérobies ne sont nullement spécifiques, car ils varient dans chaque cas pour ainsi dire, aussi est-il impossible de parler du microbe ou des microbes de l'entérite membraneuse.

Désirant nous orienter sur la fréquence relative des différents microbes que nous trouvons le plus habituellement dans l'entérite chronique, nous avons prié le Dr Amann de nous faire une statistique portant sur nos 350 derniers cas, qui ont tous été examinés avec la même méthode, celle de Weigert-Escherich. Et voici sa réponse :

Le matériel analytique dont je dispose ne me permet pas d'établir une statistique définitive des espèces bactériennes observées dans les différentes formes d'entérites chroniques. Une statistique pareille devrait être basée sur un nombre considérable d'observations *faites avec la même méthode* et soumises à un triage critique serré. Or, notre méthode s'est considérablement modifiée depuis le début.

Je dois donc me borner, pour le moment, à donner les chiffres suivants, relevés en compulsant mon registre de laboratoire et qui ont été fournis par les 350 dernières analyses de matières fécales exécutées avec une méthode uniforme, celle de Weigert-Escherich.

Il serait évidemment erroné de déduire par exemple de ces chiffres, que, le *bacille de Koch* et le *Balantidium coli* ayant été observés chacun deux fois, à l'occasion de ces analyses, les entérites tuberculeuses et celles à *Balantidium* forment chacune le 5,72 p. 100 du nombre total des entérites étudiées ; il est fort probable, sinon certain, que cette proportion se trouverait notablement modifiée si nous avions considéré un nombre plus grand d'observations.

Je m'abstiendrai, par conséquent, de tirer de ces résultats provisoires aucune conclusion, persuadé que ces chiffres peuvent simplement servir à donner une idée approximative de la fréquence relative des différentes espèces microbiennes dans les matières fécales des entéritiques chroniques. Dans les 350 dernières analyses exécutées, il a été constaté une *prédominance marquée* des espèces suivantes:

Diplococcus intestinalis major Tavel (entérocoque de Thiercelin).............. 78 p. 100
Bacillus mesentericus vulg. Flugge...... 76 —
(Bacillus subtilis) que nous désignons habituellement sous le nom de gros bacille protéolyte.
Bacillus coli commune.................. 58 p. 100
Bacillus fluorescens liquef.............. 54 —
Proteus vulgaris Hauser................ 47 —
Bacillus acidophilus Moro.............. 24 —
Bacillus putrificus Bienstock........... 22 —
Coccobacillus anaer. perfringens Tissier. 11 —
Bacillus putidus Flugge................. 8 —
Streptococcus enter. Hirsch et Libmann. 3 —
Streptococcus pyogen. Rosenbach....... 2 —
Streptococcus A. Tissier................ 2 —
Diplococcus lanceolat. Fraenkel........ 1 —

Espèces diverses.

Micrococcus tétragènes Gaffky.......... 4 p. 100
Bacillus tuberculosus Koch............. 2 —
Clostrydium butyricum................. 69 —
Saccharomyces........ .... 86 —
Sarcines........................ ..... 21 —
Oïdium lactis........................ 16 —
Leptothrix .... 8 —
Cercomonas hominis............... .... 5 —
Megastoma entericum................. 13 —
Trichomonas intestinalis.............. 2 —
Balantidium coli..................... 2 —

Ces différents microbes sont le plus souvent associés et de différentes manières suivant les individus (pl. II).

Ce qu'il y a à retenir de cette statistique, c'est la diminution évidente du colibacille dans l'entérite et la présence constante de toute une série de microbes anaérobies stricts.

Or, comme Massol et son élève Grigoroff, dans une thèse excellente à laquelle nous ferons un large emprunt (1), l'ont démontré, on observe le même phénomène dans l'appendicite dont la nature infectieuse est reconnue par tous les auteurs.

En résumé, dans l'entérite chronique comme dans l'appendicite chronique, le phénomène caractéristique démontré par l'examen bactériologique de la flore intestinale est l'apparition dans les selles d'une quantité énorme d'anaérobies qui sont pour la plupart des

(1) Grigoroff, *Pathogénie de l'appendicite*, Th. de Genève, 1905, p. 89.

Pl. II. — Entérite muco-membraneuse. Flore microbienne. Bacillus mesentericus et Bac. putrificus. Coloration Weigert-Escherich. Préparation du Dr Amann.

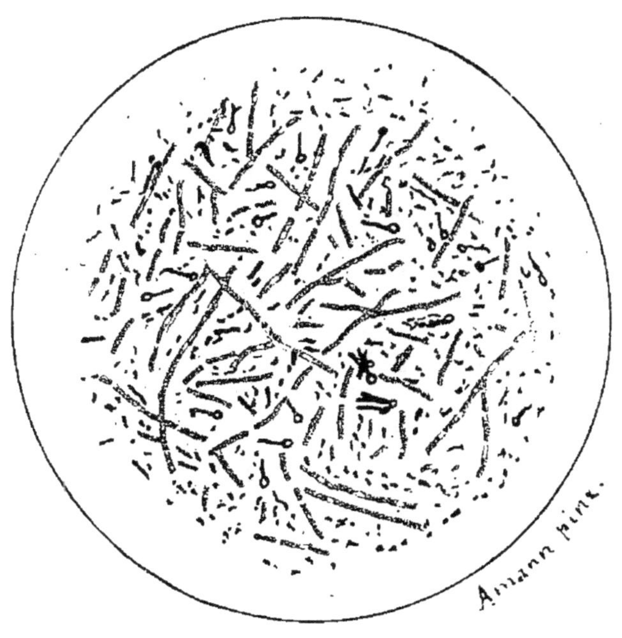

Entérite muco-membraneuse.
(Flore microbienne).

Proteus vulgaris et Bacillus fluorescens.
Coloration Weigert-Escherich. Préparation du Dr Amann.

organismes de la putréfaction, comme Pasteur, Bienstock, Achalme, Tissier et Martelly, etc., l'ont démontré.

Toute cette flore anaérobie joue donc un rôle prépondérant dans la putréfaction intestinale, qui caractérise l'entérite, et dans l'infection de la muqueuse intestinale, qui en est la conséquence.

Bienstok a établi que certaines bactéries intestinales, le *bacterium coli*, le *bacillus lactis aerogenes*, s'opposent à la putréfaction de la viande, et Tissier et Martelly, en continuant ces expériences, ont démontré que ce sont *les produits acides : les acides lactique et succinique élaborés par les bacilles coli et lactis aerogenes pendant la destruction des hydrocarbures* (1), *qui empêchent le développement des bactéries anaérobies et s'opposent ainsi à la putérfaction.*

Dans l'intestin normal, par conséquent, les bacilles *coli* et *lactis* que nous désignons habituellement sous le terme de *saccharolytes*,

____

(1) Nous continuons à nous servir, comme plusieurs cliniciens modernes, des abréviations *hydrocarbures* ou *hydrocarbones* pour désigner les hydrates de carbones.

empêchent l'action des bacilles de la putréfaction ou *protéolytes*.

C'est pourquoi dans les selles d'individus sains où ces bacilles saccharolytes prédominent, on trouve si peu de bactéries anaérobies protéolytes ou de la putréfaction, et c'est pourquoi encore, chez eux, les phénomènes de putréfaction sont réduits à un strict minimum.

Bien plus, tous les bacilles anaérobies de la putréfaction que nous avalons continuellement sont entièrement détruits dans le milieu acide de l'intestin grêle entretenu par les bactéries saccharolytes.

Lévy et Bienstock démontrent en effet que les fèces de lapins nourris avec de grandes quantités de spores de *bacillus putrificus* ne contiennent plus ces bacilles à l'état virulent.

Bienstock ingéra lui-même quotidiennement pendant trois semaines de la terre de jardin contenant au microscope une quantité considérable de *bacillus putricus* et de *bacilles du tétanos*, et jamais il ne trouva dans ses selles ces bacilles anaérobies.

Il ne faut donc pas s'étonner si les anaérobies stricts sont en très petit nombre dans l'intestin normal et si les saccharolytes y sont en quantité considérable.

C'est exactement le contraire que l'on observe dans l'entérite : diminution des saccharolytes, augmentation des protéolytes anaérobies.

Comme ce phénomène est constant, nous pouvons en conclure que *l'entérite se développera chaque fois* que, grâce à la diminution des bacilles *coli* et *lactis*, on verra aussi diminuer la décomposition des substances hydrocarburées dans l'intestin grêle et *apparaître en grand nombre les bacilles de la putréfaction* dans les selles.

2° Causes pathogènes.

Quelles sont les causes qui font augmenter les bactéries de la putréfaction dans la flore intestinale ?

Certaines maladies, un régime par trop azoté, enfin l'infection du tube digestif, telles sont les trois causes qui déterminent cette transformation de la *flore* intestinale.

Influence des maladies. — Il n'est pas impossible que certaines maladies comme l'arthritisme, certaines infections comme la grippe et la rougeole modifient la flore intestinale, en diminuant les saccharolytes ou en paralysant leur pouvoir de dissoudre les hydrocarbures et de produire de l'acide lactique.

Si cette hypothèse se vérifiait, elle expliquerait fort bien la prédisposition à l'entérite engendrée par ces maladies.

Influence du régime. — Mais la cause prédisposante la plus importante, celle qui modifie le plus la flore intestinale comme Escherich, Lembke, etc., l'ont démontré, c'est le régime alimentaire.

L'alimentation azotée (viande et œufs) trop précoce, trop abondante, produit une diminution considérable de la flore saccharolyte, elle augmente l'alcalinité du milieu intestinal et favorise puissamment le développement des microbes protéolytes anaérobies, microbes de la putréfaction, dont nombre d'espèces sont pathogènes et peuvent déterminer soit directement, soit par symbiose le processus inflammatoire de l'entérite.

L'alimentation par les farineux (céréales,

riz, etc.), par les jus de fruits, augmente au contraire considérablement la flore intestinale saccharolyte de l'intestin grêle, augmente la réaction acide du milieu intestinal et diminue promptement, grâce aux acides lactique et succinique produits, la flore anaérobie protéolytique du gros intestin, en rendant l'alcalinité normale de cette partie de l'intestin beaucoup moins considérable.

On comprend ainsi pourquoi les végétariens, les peuples ou les congrégations qui s'abstiennent de viande ont peu d'entérites, et pourquoi les peuples se nourrissant de lait aigri, qui pullule de *bacillus acidilactis*, n'ont jamais d'entérites, ni d'appendicites.

Nous pouvons donc conclure : *la cause prédisposante la plus importante de l'entérite est l'alimentation trop carnée.*

Influence de l'infection. — L'infection directe de l'intestin par les protéolytes anaérobies, qu'elle soit d'origine endogène ou ectogène, est naturellement la cause déterminante la plus importante de l'entérite chronique.

Cette conception qui considère l'entérite

comme déterminée par la putréfaction intestinale et par l'infection directe de l'intestin par les bacilles anaérobies de la putréfaction, est appuyée par un certain nombre de faits expérimentaux.

Beaussenat (1) a pu provoquer chez six lapins les lésions de l'entéro-colite en gavant ces animaux de viande hâchée en putréfaction, et il constata même que, chez ces six animaux, les ulcérations s'étendaient jusqu'à la muqueuse appendiculaire.

Ce qui a beaucoup troublé l'étude de cette cause déterminante de l'entérite par infection intestinale directe, c'est le nombre considérable des causes secondaires qui s'observent chez l'adulte.

Chez l'enfant, les causes primaires existent presque seules, aussi n'est-il pas étonnant de voir les pédiatres pencher tous pour la nature infectieuse de l'entérite chronique membraneuse et glaireuse.

Henoch en Allemagne, Marfan, Guinon, Thiercelin, etc., en France, pour ne citer que les principaux, en sont les partisans déterminés.

(1) BEAUSSENAT, Thèse de Paris, 1897.

Chez l'enfant, en effet, nous pouvons suivre pas à pas l'évolution de l'entérite membraneuse, partant de l'entéro-colite glaireuse aiguë, subaiguë ou dysentériforme, qui est causée par une infection aiguë de la muqueuse intestinale du gros intestin par les bacilles de la putréfaction.

Sans doute, ces entérites aiguës sont accompagnées de diarrhées, formées de selles nombreuses et presque uniquement composées de glaires. Sans doute elles sont accompagnées de symptômes toxi-infectieux : fièvre, phénomènes de méningisme, manifestations cutanées, etc., elles sont donc au premier abord très différentes de l'entérite membraneuse.

Mais ne voyons-nous pas bien souvent chez ces mêmes malades ces diarrhées diminuer, cesser, se transformer en constipation et cette constipation devenir peu à peu et sous nos yeux une entérite membraneuse — typique, avec sa constipation spasmodique, ses coliques et ses selles membraneuses.

Puis subitement, sous l'influence d'une alimentation vicieuse, d'une grippe, nous allons voir cette entérite muco-membraneuse refroidie se réchauffer et donner lieu à une poussée aiguë nouvelle avec fièvre, selles nombreuses, glaireuses ou sanguinolentes, avec phénomènes pseudo-méningitiques et manifestations cutanées, poussées dysentériformes ou poussées à allure typhique.

Ceux qui auront vu ces poussées se refroidir, se calmer, se retransformer en entéro-colite muco-membraneuse typique, puis se réchauffer à nouveau sous forme de poussées dysentériformes ou de poussées à allure typhique, et cela souvent deux à trois fois par an, n'auront plus de doutes et affirmeront avec nous que cette maladie n'est que la forme chronique ou plutôt une des deux formes chroniques de l'entérite glaireuse aiguë, dont le caractère infectieux ne fait de doute pour personne.

Voilà donc une première forme d'entérite chronique, c'est celle qui succède à une infection directe de l'intestin par les bacilles de la putréfaction.

Une preuve du caractère infectieux de l'entérite membraneuse, ce sont ses complications, qui sont rares à la vérité, mais indéniables et toutes de nature nettement infectieuse (l'appendicite, la péritonite, la cholécystite, la cystite, la polioencéphalite, les furoncles, etc.). Dans le pus, on constate, en général, la même espèce microbienne qui prédomine dans les selles de l'entéritique.

Une deuxième preuve de l'infectiosité de l'entérite membraneuse nous est donnée par les cas de contagion. Nous en avons observé un cas bien net dans notre service. Un enfant étranger, âgé de deux ans, était soigné à l'hôpital dans le service des pensionnaires, pour une entérite membraneuse typique avec prédominance de streptocoques dans les selles. La garde, ayant cassé son thermomètre, court en chercher un dans mon service de nourrissons et le reporte de suite, après avoir pris la température anale de son petit malade. Cinq enfants furent atteints d'entérite à streptocoques, trois d'entre eux étaient soignés pour rachitisme, un pour dyspepsie, un pour un catarrhe intestinal.

Depuis ce jour et à l'exemple de Finkelstein, auquel le même malheur est arrivé, chaque enfant du service a son propre thermomètre numéroté, qui plonge dans une solution d'acide chlorhydrique, ce qui nous permet de continuer à prendre la température anale sans danger de contagion.

Mon attention ayant été ainsi attirée sur cette question depuis bien des années, j'ai pu constater dès lors des exemples nombreux de contagion bien nette par thermomètres, clystères, sondes, etc. C'est ainsi que pour ma part j'explique les nombreuses épidémies de famille, que, comme G. Lyon, j'ai bien souvent observées et qui sont causées par des contagions, tantôt entre époux, tantôt entre mère et enfants (très rarement entre père et enfant), tantôt entre frères, tantôt entre sœurs (beaucoup plus rarement entre frères et sœurs).

Enfin j'ai observé un nombre déjà très respectable de chiens qui ont été infectés par leurs maîtresses et qui, au dire du vétérinaire, présentaient tous les caractères de l'entérite. Quelques-uns avaient même des membranes dans les selles. Il n'est pas impossible, que, à son tour, le chien malade ne communique sa maladie aux enfants qui l'embrassent.

Tous ces faits parlent pour l'origine infectieuse de l'entérite chronique muco-membraneuse déjà défendue par Nothnagel, Ewald, Boas, Mannaberg, Litten, etc.

Chez l'enfant, cette maladie présente des poussées aiguës fréquentes, mais, à mesure que l'enfant grandit, l'élément infectieux s'atténue, les poussées deviennent moins fréquentes, moins graves, moins violentes.

Chez l'adulte, en général au moins, la chronicité s'accentue encore soit à cause d'une défense mieux organisée, et les poussées aiguës deviennent plus rares et moins intenses ; rarement elles s'accompagnent de fièvre.

Il n'est cependant pas exceptionnel de voir chez l'adulte des formes qui ressemblent beaucoup à celles de l'enfant, et chez l'enfant des formes analogues à celles de l'adulte. Mais, d'une manière générale, on peut dire que plus une infection est récente, plus la marche de l'entérite ressemble à celle qu'elle affecte si volontiers chez l'enfant.

En résumé, la cause déterminante de l'entérite chronique est donc toujours l'infection de la mu-

queuse du côlon par les bacilles de la putréfaction.

Cette infection peut s'effectuer lentement et progressivement, ou bien elle se fera plus brusquement et plus bruyamment, comme cela se voit à la suite des infections directes aiguës ou subaiguës de l'intestin.

L'origine infectieuse de l'entérite membraneuse étant ainsi démontrée, nous ne nous étonnerons plus de voir si souvent à l'origine de cette maladie : les entérites glaireuses aiguës, les empoisonnements alimentaires, les entérites infectieuses, les dysenteries des pays chauds, les fièvres typhoïdes, etc.

A côté de ces formes qui procèdent d'une infection aiguë, il existe une deuxième catégorie ; celles qui sont dues à des infections chroniques d'emblée. Chez ces malades, à côté d'une prédisposition spéciale due à une débilité intestinale héréditaire ou acquise, nous trouverons comme cause une hygiène alimentaire défectueuse, des excès de viandes ou d'œufs, etc.

Nous pouvons ranger dans cette catégorie un nombre relativement considérable de tuberculeux qui avaient été soumis dans différents sanatoria à une suralimentation azotée (15 œufs par jour, viande en excès), peu compatible avec l'état dyspeptique inhérent à leur intoxication tuberculeuse, et qui 'souffrent dès lors d'une entérite chronique caractérisée.

Dans ce cadre je pourrais ranger bien des cas d'enfants faibles et anémiques, d'adolescents souffreteux, que l'on avait cru pouvoir guérir avec une cure de viande crue et de viandes saignantes, de beefsteak, etc., cure qui a été interrompue par des signes évidents d'infection intestinale et d'entérite chronique.

Tout dernièrement encore, notre excellent ami, le Dr Veillard, directeur du Sanatorium genevois pour tuberculeux de Clermont-sur-Sierre, signalait ce grand danger de la suralimentation azotée chez les tuberculeux.

Pourquoi toute infection de la muqueuse du côlon ne devient-elle pas une entéro-colite muco-membraneuse et pourquoi observons-nous dans les mêmes conditions, chez d'autres individus, une entéro-colite glaireuse.

Parce qu'il faut, pour que l'entéro-colite devienne membraneuse, que l'infection intestinale évolue sur une muqueuse d'arthritique. Nous avons vu combien chez eux l'intestin est prédisposé à l'infection et combien surtout sa réaction inflammatoire et nerveuse est intense, peut-être aussi sa réaction est-elle plus fortement acide.

Quoi qu'il en soit, chez eux, la sécrétion glaireuse étant plus abondante, la contraction spasmodique étant plus intense, les glaires stagnantes se transforment en membranes. On sait en effet que la glaire et la muco-membrane ont la même constitution chimique, la même provenance et qu'elles ne diffèrent l'une de l'autre que par leur consistance et leur âge.

Si l'infection évolue sur une muqueuse intestinale moins irritable, il ne se produit que des glaires qui sont éliminées de suite sans stagnation suffisante pour former les membranes. C'est ce qui s'observe le plus souvent en Suisse, où nous avons aussi des entérites chroniques, mais qui restent glaireuses.

Ainsi donc à l'entéro-colite aiguë correspondent deux formes d'entéro-colites chroniques, l'une l'*entéro-colite glaireuse* avec selles molles, fréquentes, glaireuses ou selles rares, constipées, couvertes de glaires ou contenant des amas glaireux, l'autre l'*entérite-colite muco-membraneuse* évoluant sur un intestin d'arthritique avec selles constipées et rares, de beaucoup plus petit calibre, couvertes de membranes. On pourrait même en décrire une troisième forme, la forme mixte, dans laquelle glaires et membranes se trouvent le plus souvent mélangées.

Quant à la forme diarrhéique de l'entérite muco-membraneuse, sur laquelle Langenhagen insiste avec raison, car elle n'est pas rare, elle indique toujours, comme Rosenheim l'a démontré, que l'inflammation n'est pas seulement localisée au gros intestin, mais qu'elle est aussi étendue à l'intestin grêle.

Cette forme a une certaine importance au point de vue thérapeutique, car la participation de l'intestin grêle à l'inflammation nécessite une grande prudence dans l'application du traitement diététique.

On le voit, *l'étude des causes primaires de l'entérite muco-membraneuse nous montre qu'elle est le résultat d'une infection du côlon et qu'elle est de nature inflammatoire.*

C. — CAUSES SECONDAIRES.

Ces causes fort nombreuses, mais très importantes à connaître, augmentent *toutes* les putréfactions azotées de l'intestin et favorisent ainsi l'infection de la muqueuse de deux manières : ou bien en diminuant les défenses de l'organisme, ou bien en exagérant les phénomènes normaux de la putréfaction.

1° Causes diminuant les défenses de l'organisme.

On sait depuis longtemps que certaines maladies, comme la grippe et la rougeole, provoquent des infections secondaires.

En effet, elles réveillent les douleurs rhumatismales, elles favorisent les poussées tuberculeuses, elles augmentent les putréfactions intestinales et prédisposent ainsi aux entérites et aux appendicites. Marvel (1), Faisans, Lucas-Championnière insistent « sur l'influence con-

(1) MARVEL, *Assoc. méd. Am.*, 1903.

sidérable qu'ont exercée les épidémies de grippe sur l'augmentation des infections intestinales caractérisées par les entérites de toutes formes et les appendicites que nous constatons depuis quelques années ».

Nous avons pu démontrer par nos études hématologiques antérieures (1) que la grippe et la rougeole s'accompagnent, pendant la période fébrile, d'une *hypoleucocytose polynucléaire considérable*. Il en résulte que, dans ces deux maladies, il existe une période courte (de trois à huit jours) pendant laquelle les défenses principales de l'organisme par la phagocytose sont extrêmement réduites. Aussi les microbes contenus dans le corps (rhumatisme, tuberculose), dans les cavités extérieures (oreilles, nez, etc.), ou dans l'intestin ont-ils beau jeu pour pulluler et produire des infections secondaires.

La fréquence de l'entérite et de l'appendicite dans la rougeole et dans la grippe, l'influence évidente de ces deux maladies sur la production des poussées aiguës de l'entéro-

(1) *Arch. de Méd. de l'enfance,* 1899, p. 345.

colite chronique s'expliquent ainsi facilement.

Quoi qu'il en soit de cette hypothèse, un nombre considérable de malades attribuent soit le début, soit les poussées de leur entérite membraneuse à la grippe ou à la rougeole.

Peut-être la fièvre typhoïde n'agit-elle pas autrement, car elle aussi s'accompagne pendant la période d'état d'une hypoleucocytose prononcée.

2° Causes augmentant les putréfactions intestinales.

Maladies du nez et de la gorge. — Certaines maladies du nez et de la gorge exercent soit sur la genèse, soit sur la gravité de l'entéro-colite membraneuse, une influence considérable. J'en ai vu un certain nombre qui n'ont été guéris qu'après une opération radicale de sinusite par exemple. Il y a donc là une explication de maints échecs thérapeutiques, qu'il est bon de connaître.

Parmi les maladies du nez, nous citerons le catarrhe chronique, les polypes, l'ozène et surtout la sinusite maxillaire ; parmi celles de la gorge, les végétations, l'hypertrophie à cryptes des amygdales.

Toutes ces maladies s'accompagnent, soit pendant le jour, soit surtout pendant la nuit, au moment où l'estomac ne contient point d'acide chlorhydrique, d'une déglutition continuelle de glaires et d'un pus souvent extrêmement fétide et rempli de microbes en pleine virulence qui infecte ainsi continuellement le tube digestif.

Il en résulte en outre de l'anémie et de la dyspepsie, qui favoriseront encore cette infection secondaire du gros intestin.

Parasites intestinaux. — L'influence des parasites intestinaux sur l'étiologie des entérites et appendicites ayant été très discutée ces dernières années, nous voulons reprendre cette question avec quelques détails.

C'est en 1901, que la question a été posée par Metchnikoff, mais sa théorie, bien que d'une grande précision, n'a guère été admise par les cliniciens. Depuis, le Dr Guiart est revenu sur cette question à plusieurs reprises et dans le même sens, affirmant l'étiologie vermineuse de l'appendicite et de l'entérocolite.

Enfin, en 1906, le Prof^r Blanchard (1) en a fait le sujet d'une communication à l'Académie de médecine et il s'étonne et s'indigne de voir combien les médecins sont réfractaires à la théorie vermineuse de la typhlocolite. Or, il y a à cela d'excellentes raisons.

Il ne suffit pas en effet de trouver des parasites intestinaux dans l'intestin d'un entéritique pour affirmer que ces vers sont la cause de l'entérite, pas plus qu'il ne suffit de constater la nervosité chez ce malade pour se déclarer partisan de l'étiologie nerveuse de l'entérite, comme l'ont fait tant de cliniciens.

De même qu'il a suffi de démontrer qu'il y a un pourcent important de nerveux sans entérite et un pourcent plus important encore d'entéritiques sans nervosité pour ruiner l'étiologie nerveuse de l'entérite.

De même, il suffira de prouver qu'il y a un pourcent très important d'individus absolument normaux qui ont des parasites intestinaux et

(1) BLANCHARD. *Bull. Ac. méd.*, 1902, n° 27, p. 17.

un pourcent beaucoup plus considérable encore d'entéritiques qui ne présentent aucune trace d'œufs de parasites dans leurs selles pour que la théorie *exclusive* de l'origine vermineuse de l'entérocolite s'effondre.

Nous avons fait faire une enquête sur cette question par un de nos élèves, Golosmanoff (1), qui a recherché avec grand soin les œufs de parasites chez un grand nombre d'individus normaux, ou exempts d'affections intestinales.

Ses recherches ont porté sur 200 personnes ; 100 adultes et 100 enfants tous habitants du canton de Vaud.

Sur ces 200 personnes, 71 étaient porteurs de vers intestinaux, soit 35 p. 100.

Sur 100 enfants, on en trouve 43 p. 100 avec des vers.

Sur 100 adultes, on en trouve 28 p. 100 avec des vers.

Donc, presque la moitié de la population infantile vaudoise a des parasites intestinaux alors que le quart des adultes seulement en

(1) Golosmanoff, Th. de Lausanne, 1906.

est atteint. Or c'est exactement le contraire que
nous observons avec l'entérite qui est beaucoup plus fréquente entre 20 et 30 ans qu'avant
cet âge.

Chez les enfants étrangers normaux, on
trouve presque la même proportion.

Zaeslin trouve à Bâle........	54 %	de vermineux
Muller — à Erlangen...	39 %	—
Heller — à Kiel........	49 %	—
Langer — à Prague.....	50 %	—
Grousdeff — à Costrome..	45 %	—
Banik — à Munich.....	31 %	(adultes et enfants)
Kessler — à Pétersbourg.	35 %	—

Il ressort de ces statistiques que les parasites
intestinaux chez les enfants normaux, exempts
d'entérocolite et d'appendicite, est d'environ
47 p. 100.

Cette proportion est si considérable qu'elle
s'oppose absolument à ce que l'on se base sur
la seule présence des parasites intestinaux dans
les selles des entéritiques pour affirmer l'étiologie vermineuse de l'entérocolite, et cela surtout si nous comparons cette proportion avec
celle des entérocolites sans parasites.

Nous avons, depuis bien des années, examiné

toutes les selles de nos entérites au point de vue des microbes et des parasites.

Le Dr Amann a relevé, sur ma demande, la statistique de nos 500 derniers cas, et il trouve :

Entérites avec parasites....... 34,8 p. 100
Entérites sans parasites....... 65,2 p. 100

On le voit, ces deux statistiques sont *nettement défavorables à la théorie vermineuse exclusive de l'entérocolite.*

Mais de là à conclure que les parasites intestinaux n'ont aucune influence sur la genèse de l'entérite, il y a loin. Nous pensons au contraire que les nématodes parasites de l'intestin peuvent, dans quelques cas, produire directement une entéro-colite mais que dans tous les autres cas, ils exercent une influence prédisposante très nette sur le développement de cette maladie.

En premier lieu comme les corps étrangers (grenaille, aiguilles, épingles, clous), les parasites peuvent, par un procédé mécanique, grâce à la compression et à l'irritation qu'ils exercent, provoquer des spasmes intestinaux douloureux ; ils peuvent en outre paralyser les défenses de la paroi intestinale et favoriser son infection ; enfin, morts, ils peuvent provoquer les phénomènes d'auto-intoxication intestinale.

Examinons rapidement l'influence exercée par les différents parasites de l'intestin :

Protozoaires. — Les protozoaires ne sont pas rares dans les selles des malades, mais l'opinion des auteurs diffère considérablement lorsqu'il s'agit d'affirmer leur influence pathogénique.

Flagellés. — Les anciens parlaient volontiers de *diarrhées causées par les Flagellés*, actuellement on tend à admettre que ces protozoaires ne font qu'exacerber une entérite sans pouvoir la provoquer.

Trouvés pour la première fois par Strube, en 1898, dans le tube digestif de l'homme, les flagellés, et surtout le *Trichommas intestinalis*, avaient été signalés trente fois en 1905, lors du travail de Nichols et presque toujours accompagnant le carcinome. Sans vouloir, comme quelques auteurs, leur accorder une influence pathogénique ou même diagnostique sur le cancer, une chose semble certaine, c'est que la présence de flagellés indique une muqueuse digestive anormale, atteinte soit d'ulcération, soit de carcinome, soit d'inflammation, soit de sécrétions glaireuses.

Ils contribuent en outre à entretenir la maladie (Wasserthal) (1).

SARCODINES. — Il n'est pas rare de trouver dans les mêmes conditions à côté des Flagellés l'*Amoeba coli* dont l'influence pathogénique est loin d'être démontrée.

INFUSOIRES. — Le *Balantidium coli* (*Paramaccium coli*) a été trouvé par Robin de Berlin (2) dans l'entérite, et sa présence est volontiers regardée en Allemagne comme une des causes de cette maladie.

Vers intestinaux. — Beaucoup mieux étudiée, est l'action des vers intestinaux sur l'intestin.

CESTODES. — Les *Cestodes* (*Tænias et Bothriocéphales*) exercent surtout une action mécanique et toxique. Seuls, le *Tænia canina* et surtout le *Tænia nana*, qui sont armés et

(1) WASSERTHAL, *Archiv. f. Verdanunpkr.*, XIII, p. 259.
(2) *Archiv. f. Verdanunpkr.*, X, p. 68.

souvent présents en très grande quantité dans l'intestin, peuvent produire directement une entérocolite glaireuse ou dysentériforme, en agissant comme les nématodes par lésion et infection de la muqueuse, mais ces parasites, qui s'observent en Russie et en Italie, sont très rares dans notre pays.

NÉMATODES. — Ces vers sont infiniment plus dangereux.

Ascaris lumbricoïdes. — L'ascaris a la bouche entourée de trois nodules chitineux qui sont capables de mordre. Grâce à eux, le ver peut écraser la muqueuse et lui causer des érosions, qui s'enflamment et peuvent s'infecter grâce à la présence dans le côlon des bacilles de la putréfaction.

Nous avons observé un cas, très net d'entérite dysentériforme guérie après l'expulsion de 41 ascarides.

Mais d'un autre côté, nous avons aussi observé un autre enfant atteint de diphtérie *sans aucun symptôme intestinal*, qui a expulsé en huit jours, après plusieurs prises de santonine, 118 lombrics.

Il faut donc admettre une certaine prédisposition de l'intestin lui-même, pour que ce ver puisse devenir dangereux.

Dans le canton de Vaud, ce ver s'observe chez l'enfant normal dans 14 p. 100 des cas, chez l'adulte normal dans 3 p. 100 des cas.

On le voit, si, dans quelques cas exceptionnels, l'ascaris peut provoquer directement l'entérite, dans la grande majorité des cas, grâce aux défenses de l'intestin, il est très bien supporté et ne cause aucun symptôme d'irritation intestinale.

Oxyure vermiculaire. — Comme l'ascaris, il possède trois nodules chitineux péri-buccaux. Grâce à ces organes, il écrase la muqueuse intestinale et grâce à sa petite taille il peut pénétrer entièrement dans la muqueuse lésée avec tous les microbes dont il est recouvert.

Il peut donc puissamment favoriser l'infection de la muqueuse et, à un plus haut degré encore que l'ascaris, provoquer une entérocolite locale, comme le démontre une observation due à notre excellent collègue, le Professeur Galli Valério, de Lausanne.

Heureusement que ce ver est plus rare et

qu'il reste le plus souvent localisé dans le rectum où il cause une rectite, souvent pénible, et des démangeaisons insupportables.

Dans le canton de Vaud, nous l'observons : chez l'enfant sain dans 5 p. 100 des cas, chez l'adulte sain dans 3 p. 100 des cas.

Trichocéphale. — C'est le parasite le plus fréquent de notre intestin : il y habite normalement dans le cœcum.

Muni de dents, ce petit parasite enfonce sa longue tête sous la muqueuse, perfore les capillaires et se nourrit de sang. Beaucoup plus que les autres nématodes, il contribue à blesser la muqueuse et à déposer au fond de cette blessure les microbes dont sa tête est couverte.

Ce ver, dans le canton de Vaud, se trouve chez l'enfant normal dans 33 p. 100 des cas, chez l'adulte normal dans 18 p. 100 des cas.

Ce qui prouve que si ce ver cause toujours de l'*entérocolite locale*, ne se trouvant dans l'intestin qu'en petit nombre, il n'est pas habituel, que ces lésions soient suffisantes pour causer des symptômes généraux et de l'entérite chronique glaireuse ou membraneuse.

Ankylostome duodénal. — Ce parasite, grâce à sa mâchoire et grâce à sa multiplicité, pouvant aller jusqu'à plusieurs milliers d'individus chez le même malade, produit presque toujours à côté des symptômes d'anémie des troubles intestinaux et des manifestations indéniables d'entérite dysentériforme.

Heureusement qu'il est très rare dans notre pays.

Mesures prophylactiques. — On le voit, si les vers intestinaux ne déterminent que très exceptionnellement l'entérite, ils sont loin d'être négligeables.

Ils peuvent causer des douleurs intestinales, ils produisent des spasmes dans le côlon, ils peuvent enfin ouvrir la muqueuse et à la fois paralyser les défenses et favoriser l'infection de l'intestin.

Ils exercent donc une action nettement prédisposante dans la production de l'entérocolite.

Aussi convient-il d'éviter soigneusement de s'infecter avec les œufs de ces parasites, et si on en constate la présence, il faut débarrasser le tube digestif des vers.

1° *Éviter l'infection.* — L'ascaris et le tricho-céphale pondent dans l'intestin humain des œufs non encore segmentés dont le développe-ment se fait dans l'eau ou dans les milieux humides, une fois que les selles ont été évacuées au dehors.

L'oxyure et l'ankylostome se développent déjà dans le corps de la femelle, leurs œufs étant déjà embryonnés.

Malgré ces différences, ces quatre vers se développent sans passer par un autre animal. L'œuf avalé par l'homme éclôt dans l'intestin, et c'est là que le jeune ver y subit les transformations diverses de larve à animal adulte.

Or, ces œufs sont introduits dans le tube digestif de l'homme, ou par l'eau de boisson contaminée par les fosses d'aisances ou les fumiers, ou par les fraises et les légumes crus et surtout les salades qui ont été arrosés avec des eaux d'égout, avec des eaux de fosses fixes et des eaux de fumiers sur lequel l'engrais humain a été répandu.

Il faut donc ne boire que de l'eau pure, ou

cuite ou filtrée, et ne pas manger des fraises ou des légumes crus quand ceux-ci ont été arrosés avec l'engrais humain, car un simple lavage d'une salade ne la débarrasse nullement des œufs de parasites.

2º *Débarrasser le malade atteint de vers de ces parasites.* — Le seul moyen pour faire le diagnostic n'est pas, comme le propose Blanchard, d'administrer à tout entéritique un vermifuge, car ces remèdes ne sont pas du tout inoffensifs. Ne voit-on pas chez certains enfants $0^{gr},10$ de santonine déterminer des convulsions, et 2 grammes de fougère causer un empoisonnement.

Il faut donc chez tout entéritique examiner avec soin les selles, faire plusieurs préparations de la même selle et plusieurs selles de suite, pour y rechercher au microscope et avec patience et méthode les œufs de parasites, œufs qui possèdent tous une structure et des dimensions tellement caractéristiques qu'il est impossible de les confondre.

Seuls certains savons gras et quelques grains de céréales pourraient être confondus avec des œufs de *Tænia*, mais un peu d'attention les fait rapidement distinguer.

La découverte de ces œufs donne au médecin les indications nécessaires sur la présence des parasites, sur leur nature et par conséquent sur le traitement à leur opposer.

Nous l'avons dit, il faut, pour faire ce diagnostic, observer deux signes :

a) La *grandeur* de l'œuf qui est un signe important.

Or, dans les ouvrages classiques, ces œufs sont dessinés à des grossissements différents ; aussi avons-nous fait dessiner par Golosmanoff tous les œufs à la chambre claire et au même grossissement de 220 fois. (Fig. 1.)

b) En second lieu, il faut observer la *structure* de l'œuf, c'est-à-dire sa forme, sa couleur, sa coque.

Les œufs d'*Oxyuris vermicularis* ont une forme ovale, sont longs de 50 à 55 µ et larges de 20 à 25 µ ; ils ont une coque nue, épaisse, à double contour, aplatie sur la face qui correspond à l'abdomen de l'embryon déjà formé, convexe sur la face dorsale. (Fig. 1, 3 *a* et *b*.)

Les œufs d'*Ascaris lumbricoïdes* sont à peu près deux fois plus grands que ceux de l'*Oxyuris*,

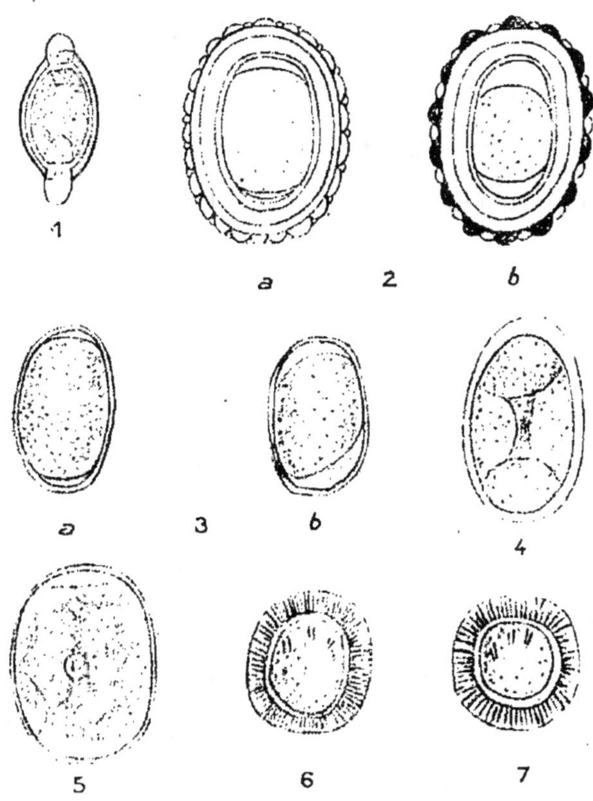

Fig. 1. — Œufs d'Helminthes intestinaux, agrandis 220 fois.

1. Trichocephalus dispar : 2. Ascaris lumbricoïdes (*a*, fécondé, *b*, non fécondé); 3. *a* et *b*, Oxyuris vermicularis ; 4. Ankylostomum duodenale; 5. Bothriocephalus latus : 6. Tœnia saginata; 7. Tœnia solium.

60 à 75 μ de long sur 40 à 58 de large. Les

fécondés sont plus grands que les non fécondés. Ils ont une forme ronde ou ovale et sont pourvus d'une membrane propre contenant un vitellus non divisé, recouverte d'une autre membrane qui est ondulée; sous le microscope, les enfoncements apparaissent comme des trous. Couleur jaune brunâtre. (Fig. 1, 2 *a* et *b*.)

Les œufs du *Trichocephalus dispar* sont grands comme ceux de l'*Oxyuris*. Les deux bouts sont appointis, comme un citron ou comme une tasse à deux anses, forme caractéristique qu'on ne peut pas confondre avec un autre Vitellus non divisé, couleur brunâtre. (Fig. 1, 1.)

Les œufs du *Tœnia solium* sont ronds (diamètre 33 μ), larges, avec une coque brune, *striée*, très épaisse et ordinairement, par dessus, une seconde enveloppe plus claire. L'embryon (20 μ de grandeur) y est formé; il possède 6 crochets qu'on distingue facilement. (Fig. 1, 7.)

Les œufs du *Tœnia saginata* ressemblent aux précédents, seulement la coque est plus transparente et la forme de l'œuf légèrement ovoïde. (Fig. 1, 6.)

Les œufs du *Bothriocephalus latus* sont brunâtres, ellipsoïdes (70 µ. de long sur 45 de large), ils sont munis d'un opercule. Dans les œufs frais, le vitellus remplit presque toujours complètement la coque. La membrane est mince et ressemble à celle de l'oxyure. (Fig. 1, 5.)

L'ankylostome (*Uncinaria duodenalis*) a les mêmes dimensions que l'œuf de Bothriocephale, la même membrane, mais il n'a pas d'opercule et, fait caractérisque, son vitellus est segmenté par 4, 8, 16. (Fig. 1, 4.)

Ulcérations intestinales. — Toute ulcération intestinale, qu'elle soit de nature bénigne comme les hémorroïdes internes ulcérées, qu'elle soit de nature infectieuse, comme les ulcérations tuberculeuses ou dysentériques, qu'elle soit enfin de nature maligne et causée par des sarcomes ou des carcinomes ulcérés de l'intestin : toute ulcération finit, grâce à sa sécrétion purulente et gorgée de microbes, par infecter très facilement la muqueuse intestinale et par déterminer une entérocolite chronique glaireuse ou membraneuse secondaire, extrêmement forte.

Les selles qui en résultent sont, suivant les sujets, ou glaireuses, fétides et nombreuses, ou rares et muco-membraneuses, très souvent elles ne sont pas sanguinolentes, comme on devrait s'y attendre.

Elles ressemblent donc à tel point aux selles de l'entérite chronique simple, glaireuse ou membraneuse, et cela non seulement au point de vue clinique, mais aussi au point de vue bactériologique, qu'il est très fréquent de s'y tromper, si l'on ne palpe pas avec soin l'abdomen et si l'on ne pratique pas le toucher rectal.

On en arrive ainsi à prendre pour la maladie principale ce qui n'est que secondaire, à faire une erreur de diagnostic, à causer un immense préjudice au malade, en le privant d'une intervention précoce, qui seule peut le sauver encore.

Cette erreur, beaucoup plus fréquente qu'on ne le croit, m'engage à publier quelques exemples de cette forme d'entérite secondaire, qui sont tous de date récente.

Dans le premier cas, il s'agit d'un général français qui avait été examiné antérieurement par un grand nombre de médecins qui tous avaient diagnostiqué une entérite mixte, glaireuse et muco-membraneuse à la fois.

Cette maladie existait indubitablement, les selles étaient glaireuses, fétides, et contenaient des muco-membranes typiques; on y trouvait au microscope de nombreux globules de pus et quelques globules rouges. La flore, très riche, contenait en quantité des *balantidium coli* (*paramoecium coli*), dont le rôle étiologique dans l'entérite est très étudié actuellement en Allemagne. L'entérite chronique mixte, accompagnée de coliques sèches excessivement vives, existait donc, mais elle était secondaire et causée par une tumeur maligne, ulcérée et déjà inopérable, de l'angle colique droit.

Dans le dernier mois du semestre, trois cas identiques me furent envoyés à quelques jours de distance, l'un par un médecin de Saint-Pétersbourg, les deux autres par des collègues de France, tous trois pour de l'entérite muco-membraneuse.

Dans le premier cas, il s'agissait d'une dame déjà âgée et très amaigrie, souffrant de coliques sèches entre les selles et atteinte depuis un an au moins de diarrhée avec nombreuses selles glaireuses, et quelquefois légèrement sanguinolentes, contenant des muco-membranes épaisses. Le palper abdominal était négatif, excepté au niveau de l'S iliaque qui était en spasme, tuyau de caoutchouc. Le toucher rectal démontra un énorme carcinome du rectum, que mon ami et collègue, le professeur Roux, déclara inopérable.

Les deux autres étaient deux vénérables missionnaires, qui revenaient, l'un des Indes, l'autre de Madagascar, tous deux atteints d'une entérite muco-membraneuse typique, avec poussées fréquentes de diarrhée glaireuse très sanguinolente et excessivement fétide (poussée dysentériforme). Or, chez eux, la palpation abdominale était négative, mais au toucher rectal, on constata sans peine chez l'un un carcinome du rectum ; chez l'autre, après examen en narcose, des hémorroïdes internes, enflammées et ulcérées.

Je pourrais facilement multiplier ces exemples, qui sont beaucoup plus fréquents qu'on ne le suppose.

Boas (1) a pu en effet constater en une année trois cas d'entérite muco-membraneuse secondaire, tous trois causés par des tumeurs malignes de l'intestin.

Stase du contenu du tube digestif. — C'est certainement, parmi les causes secondaires, la plus importante de toutes. C'est un fait général qui se retrouve dans toute notre économie que, partout où stagnent des matières fermentescibles et des microbes, il se produit des fermentations. On l'observe dans la dilatation des bronches, dans le rein, dans la vessie, mais surtout dans le tube digestif.

Là, toutes les causes d'infection sont réunies. On y trouve des matières extrêmement putrescibles, surtout dans le gros intestin, des microbes protéolytiques nombreux, de l'humidité et de la chaleur, favorables à leur pullulation, tout en un mot y favorise l'exagération des

(1) Boas, *Deuts. med. Woch.*, 1900, p. 528.

putréfactions et l'augmentation de la virulence microbienne. Lorsque la stase vient encore exagérer ces conditions, lorsque surtout elle contribue à paralyser les défenses que l'organisme leur oppose, alors l'infection de la muqueuse se réalise et l'entérocolite s'établit.

Il convient cependant d'ajouter que la stase seule ne suffit pas, comme le prouve la constipation atonique localisée dans les parties inférieures de l'intestin ; la sécheresse entre ici en jeu et empêche l'action microbienne. Lorsque, au contraire, la stase atonique se produit dans les parties supérieures de l'intestin où la sécheresse du contenu intestinal ne peut se réaliser, les conditions favorables à l'infection sont créées.

En résumé donc, toute stase du contenu intestinal, excepté celle de la constipation atonique inférieure, *réalise toutes les conditions nécessaires à la production de l'entérocolite chronique glaireuse ou membraneuse.*

Stase stomacale. — Tout estomac qui ne se vide pas favorise les fermentations anormales de son chyme. Ce qu'il y a de plus grave dans la dilatation de l'estomac, ce n'est pas, comme l'enseignait Bouchard, le volume de l'estomac qui n'est qu'un simple symptôme; ce qui importe, c'est la cause de cette dilatation, c'est l'imperméabilité du pylore.

Dès que le pylore devient difficilement perméable, la circulation du chyme devient difficile, il stagne, il fermente, il se putréfie et ses produits se mélangent au chyle et vont infecter le gros intestin. Aussi la stase pylorique est-elle très fréquemment accompagnée d'entérite chronique soit glaireuse, soit muco-membraneuse.

Tripier, Soupault, Foucaud, et surtout Jouaust, dans son excellente thèse, y insistent et avec raison, et nous pourrions confirmer leur dire par de nombreux exemples.

Les *rétrécissements du pylore*, produits soit par une cicatrice d'ulcère rond, soit par un carcinome du pylore ou de la portion prépylorique, soit par une linite plastique, comme j'en ai observé deux cas, s'accompagnent souvent d'entérite chronique, glaireuse ou muco-membraneuse, qui attire souvent toute l'attention du médecin au détriment de la cause première qui échappe.

Les *spasmes du pylore* qui accompagnent volontiers les ulcères prépyloriques (Soupault), le spasme du pylore d'origine nerveuse, lorsqu'il a duré suffisamment longtemps pour produire l'hypertrophie secondaire de la musculature du pylore et son rétrécissement, le spasme du pylore de l'hyperchlorhydrie, le spasme pylorique qui accompagne si souvent les ptoses gastriques.

Toutes ces causes créent la rétrodilatation gastrique, l'hypersécrétion acide, et, malgré elle, la fermentation du chyme par stase. Or cela suffit, après avoir duré suffisamment longtemps, pour provoquer une entérite chronique, soit glaireuse, soit membraneuse, suivant le terrain sur lequel elle évolue.

Nous avons observé, l'année dernière, un jeune Égyptien, qui illustre fort bien ce que nous venons de dire. Il était atteint d'un rétrécissement pylorique, avec dilatation stomacale considérable et stase alimentaire qui avaient provoqué une entérite membraneuse avec poussées diarrhéiques glaireuses. Cette entérite résista aux traitements diététiques divers qui lui furent ordonnés, et guérit complètement, grâce à une gastro-entérostomie.

Nous avons pu voir, comme Soupault et d'autres, dans de très nombreux cas, le traitement stomacal ou, dans les cas graves, la gastro-entérostomie suffire pour guérir l'entérite chronique en supprimant la stase stomacale.

Stase dans l'intestin. — La stase intestinale produit par les mêmes causes les mêmes effets, mais cela d'une manière plus fréquente et plus intense.

Entéroptose ou Maladie de Glénard. — Elle joue ici un rôle prépondérant. L'éminent médecin de Vichy a-t-il raison de considérer l'entéroptose comme primitive et la colite comme secondaire, ou devons-nous, comme Lyon, Langenhagen, etc., envisager la ptose abdominale comme une conséquence de l'entérite membraneuse ?

Nous ne pouvons pas suivre les différents

auteurs qui ont discuté cette question, ni citer toutes les raisons que Glénard, dans ses travaux, Monteuuis, dans son intéressant volume sur *Les Déséquilibrés du Ventre* (1), ont avancées pour défendre leur opinion.

Je suis persuadé, pour ma part, que Glénard a raison, et que la ptose abdominale est primitive et qu'elle peut causer de l'entérite chronique, mais j'estime qu'il a trop généralisé, en l'envisageant sinon comme cause unique, du moins comme cause principale de cette maladie.

L'entéroptose est primitive, car elle existe très souvent chez l'enfant et même chez le nourrisson ; les dyspeptiques chroniques, les gros ventres flasques de Marfan sont des éventrés, des distendus, des relâchés, leur sangle musculaire est absolument détruite.

On peut facilement chez eux, dans la deuxième enfance, suivre pas à pas, cliniquement et dans les autopsies, la chute de l'esto-

(1) MONTEUUIS, *Les Déséquilibrés du Ventre*. Paris, 1897. — MONTEUUIS, *Les Déséquilibrés du Ventre sans ptose*. Paris, 1903.

mac, de l'intestin et même quelquefois du rein, et cependant la muqueuse intestinale reste absolument intacte. Sans doute, un bon nombre de ces enfants échappent aux conséquences de ce déséquilibre abdominal, et c'est là où nous différons avec Glénard, *parce qu'ils sont gros et gras*, et que le coussin de graisse dont ils sont munis empêche la ptose de produire tous ses effets.

Mais pour peu qu'ils arrivent plus tard à maigrir, soit par une cause accidentelle, soit sous l'influence d'une tuberculose, d'une grippe ou d'une autre maladie, soit sous l'influence d'une grossesse qui augmente encore le relâchement du ventre, alors la dislocation des organes manifestera son influence, et les conditions de l'entérite sont créées.

Alors la ptose stomacale, avec la position vicieuse de l'intestin en *guirlande transverse*, qui en est la conséquence, alors les coudures et notamment la coudure exagérée des angles coliques provoquent une coprostase *avec dilatation du côlon ou du cæcum*.

Celle-ci, réalisant toutes les conditions nécessaires à l'augmentation des putréfactions intestinales, déterminera avec une grande facilité l'infection de la muqueuse et l'entérocolite consécutive. Cette forme d'entérite est ordinairement localisée en amont du coude intestinal qui a provoqué la coprostase, c'est-à-dire dans le cæcum ou le côlon ascendant dilatés.

Une entérite primitive ne peut-elle pas amener, grâce à l'amaigrissement et au relâchement des organes, une entéroptose secondaire? C'est très probable, mais je ne l'ai pas encore constaté.

OBSTRUCTIONS CHRONIQUES DE L'INTESTIN. — L'obstruction intestinale chronique, quelle qu'en soit la cause : *diminution du calibre intestinal* par cicatrices, rétrécissements, tumeurs de la paroi ; *compression du canal intestinal* par brides, accolements, compression par ganglions, kystes, tumeurs; enfin *l'invagination chronique*. Toutes ces causes réalisent à un degré encore plus considérable les dangers de la stase intestinale et paralysent les moyens de défense de l'intestin.

Aussi l'infection intestinale est-elle constante dans ces cas et personne ne doit s'étonner de voir l'obstruction intestinale partielle s'accompagner toujours d'une entérocolite chronique soit glaireuse, soit membraneuse, dont les symptômes sont si prédominants qu'ils voilent absolument la cause première de la maladie.

C'est donc là une cause d'erreur qu'il faut bien connaître, si on veut s'éviter, à soi, une erreur de diagnostic et, à son malade, une prolongation de souffrances des plus préjudiciable à sa santé.

Si j'insiste sur cette cause d'erreur, c'est que les obstructions chroniques de l'intestin sont bien plus fréquentes qu'on ne le croit généralement; leur durée est souvent considérable; les crises passagères d'obstruction, faussement interprétées, sont dénommées poussées aiguës d'entérocolite, et lorsque se produit l'obstruction aiguë terminale, qui nécessite l'intervention chirurgicale immédiate, on parle alors d'une obstruction aiguë dans le cours ou à la suite d'une entérocolite chronique! Nous pourrions en citer de nombreux cas dans la littérature moderne. Or c'est le contraire qu'il faut dire : obstruction aiguë, dans le cours d'une obstruction chronique, accompagnée d'entéro-colite secondaire glaireuse ou membraneuse.

La plus importante des causes d'obstruction intestinale est l'*invagination chronique de l'intestin*. Rafinesque, dans son excellente thèse, montre qu'à part le traumatisme abdominal, les brûlures, les tumeurs bénignes et malignes, affections rares, ce sont surtout les ulcérations intestinales, typhoïdiques, dysentériques et tuberculeuses, qui sont les causes principales de ces invaginations, causes parmi lesquelles Rafinesque range encore l'entérite chronique.

Les progrès réalisés dans la chirurgie abdominale depuis lors sont venus nous montrer combien l'influence pathogénique de la tuberculose sur l'obstruction chronique devait être étendue.

Bérard, de Lyon, dans un article très documenté (1), en compte sept cas publiés en quel

____

(1) BÉRARD, *Sem. méd.*, 1904, p. 129.

ques années. Il suffit en effet, pour qu'elle se produise, que l'onde péristaltique rencontre un point fixe, dans lequel elle refoule l'intestin comme un piston. Or le point fixe est réalisé avec une extrême facilité par la tuberculose intestinale et péritonéale localisée.

Le point fixe est dû dans la tuberculose soit à une sténose anatomique vraie, plus ou moins serrée, résultant d'une ulcération guérie, soit à une hypertrophie localisée des tuniques qui perdent leur souplesse et leur contractilité (2 cas de Bérard), soit à une véritable tumeur (tuberculose hypertrophique du cæcum), soit à un spasme musculaire chronique causé par des ulcérations tuberculeuses multiples (Lejars, Bard). Le point fixe peut enfin, comme dans trois de nos cas, être constitué par une rétraction du mésocôlon induré et fibreux à la suite d'une adénite tuberculeuse chronique du mésentère sans ulcération tuberculeuse de la paroi intestinale elle-même.

Or tous nos cas et la plupart des autres publiés jusqu'à ce jour ont eu, avant leur période chirurgicale d'obstruction intestinale reconnue, une période médicale, de durée plus ou moins longue, mais pouvant s'étendre à des mois et même des années, caractérisée, abstraction faite des signes généraux, par une diarrhée glaireuse, fétide, mais non mélangée de sang, qu'aucun traitement ne pouvait arrêter. Dans un certain nombre de cas, la diarrhée glaireuse contenait des muco-membranes épaisses sortant par crises. Il est excessivement rare que l'on puisse y trouver des bacilles de Koch.

Cet état chronique était coupé par des crises plus ou moins aiguës, plus ou moins fréquentes, excessivement douloureuses, accompagnées de vomissements bilieux, quelquefois glaireux et une forte recrudescence de la diarrhée glaireuse. Pendant la crise, le ventre reste plat, dur, contracturé et sans voussures apparentes.

Tous ces enfants étaient regardés et traités comme des entérites chroniques glaireuses ou muco-membraneuses.

Je ne citerai que trois exemples d'entérite secondaire dans le cours de l'obstruction intes-

tinale, que je choisirai parmi les plus typiques.

Le premier cas date d'il y a six ans environ,
et concerne une jeune fille de sept ans, excessivement pâle, maigre et décharnée, atteinte,
lorsqu'elle me fut amenée, depuis plusieurs
années, d'une entérite chronique membraneuse
avec poussées glaireuses fréquentes. A l'examen
je trouve, outre les selles entéritiques, dans
l'hypocondre droit, une tuméfaction dure,
élastique et douloureuse que je ne sais comment
interpréter. Mon excellent ami Roux, appelé
en consultation, déclare immédiatement qu'il
s'agit d'une invagination chronique du cæcum
dans le côlon ascendant, la fosse iliaque droite
ne contenant point d'intestin. Il propose une
entéro-anastomose. Le diagnostic fut entièrement confirmé par l'opération, et l'entérite
fut guérie en quelques jours. La jeune fille est
actuellement en excellente santé.

Le second cas est beaucoup plus récent.
Appelé en consultation à Dijon par deux de
nos confrères de cette ville, je me trouvais en
présence d'un enfant de cinq ans, excessive-

ment maigre et décharné, un vrai squelette, atteint depuis plus d'une année d'entérite mixte glaireuse et membraneuse, avec poussées aiguës fébriles très fréquentes, accompagnées de selles glaireuses, fétides, de coliques violentes et de vomissements.

L'examen me montra bientôt que l'abdomen était distendu, gonflé et non flasque; les anses intestinales, au lieu d'être en tuyau de caoutchouc, étaient turgescentes, fortement dilatées et animées de mouvements péristaltiques intenses, visibles à travers la paroi abdominale. Ces mouvements intestinaux étaient accompagnés de gargouillements si violents qu'on les entendait à distance, comme si l'intestin « criait au secours ». Je diagnostiquai une entérocolite membraneuse non primitive, mais secondaire à une obstruction partielle de l'intestin, de cause douteuse, et je proposai l'opération.

Celle-ci nous fit voir un gros kyste du mésentère étranglant l'intestin. Le professeur Roux fit une entéro-anastomose, enleva le kyste et l'entérite, soumise à un traitement diététique approprié, était guérie trois mois après.

Le troisième cas, très analogue aux deux autres au point de vue symptomatique, était causé par une bride, suite d'une ancienne péri-appendicite qui comprimait le côlon ascendant et le cœcum.

Appendicite. — Ceci nous amène à dire quelques mots de l'influence de l'appendicite sur la colite chronique.

L'appendicite peut retentir de deux manières sur l'intestin. En premier lieu, comme nous venons de le voir, la périappendicite chronique peut fixer l'intestin, le cæcum spécialement, par des cicatrices, par des accolements, des adhérences, des brides soit à l'intestin grêle, soit au vagin, soit à la vessie, etc., ce qui limite considérablement ses mouvements et y produit souvent des stases, des infections secondaires et de l'entérocolite consécutive.

Dans ce premier cas, il y a eu non seulement appendicite, mais périappendicite, et il est impossible que la crise ait passé inaperçue, le malade en a gardé le souvenir qui se retrouvera dans une anamnèse bien faite. Ici l'opération supprimera la cause et la maladie.

Dans un second ordre de cas, il y a eu une appendicite simple, sans périappendicite, l'appendice est infecté (appendicite chronique) et l'infection manifeste sa présence par des poussées à répétition, pouvant aller quelquefois jusqu'à une périappendicite.

Par voisinage, l'appendicite chronique infecte peu à peu le gros intestin qui réagit par une colite chronique. L'anamnèse est ici beaucoup plus douteuse, surtout si, au moment de la première poussée, le malade n'a pas été vu par un médecin habitué à soigner des appendicites.

L'examen entre les crises est, lui aussi, peu significatif et les signes donnés par les auteurs le sont encore moins : l'intolérance pour le lait, l'état nauséeux à la suite d'une fatigue (Lyon) s'observent dans l'entérite muco-membraneuse simple ; la douleur cæcale et la douleur de la fosse iliaque droite se trouvent aussi sans appendicite.

Au moment de la poussée, par contre, le

diagnostic est plus facile et plus précis. La fièvre légère de 38° ; l'hyperleucocytose polynucléaire ; la douleur spontanée et provoquée qui se localise au point de Mac Burney sont déjà des signes d'une certaine importance.

Enfin, par la palpation, on arrive *quelquefois* à sentir sous le doigt un appendice gros et dur, *en crayon*, et très douloureux qui permettra un diagnostic sûr et précis d'appendicite chronique. Mais il convient de dire combien cette sensation est trompeuse, et combien souvent il arrive à l'opérateur de trouver l'appendice à un tout autre endroit que celui où on l'avait senti.

On peut donc affirmer que lorsqu'il n'y a pas eu antérieurement de périappendicite soignée et reconnue, le diagnostic d'appendicite chronique cause d'entérocolite secondaire est fort délicat et difficile.

Lorsque le diagnostic d'entérite post-appendiculaire sera certain, on verra la suppression de l'appendice supprimer l'entérite, ou tout au moins en permettre une guérison beaucoup plus rapide.

Fissure à l'anus. — Les fissures à l'anus, certaines hémorroïdes particulièrement mal placées, peuvent amener une contraction spasmodique du gros intestin jusque dans le côlon descendant et même plus haut, d'où stase fécale et colite chronique consécutive. Là encore, la guérison de la cause amènera la disparition des troubles intestinaux.

On le voit, la stase des matières dans l'intestin, qu'elle se produise dans la partie supérieure ou dans la partie la plus inférieure, réalisera, ôt ou tard, toujours une entérocolite chronique, qui sera ou glaireuse ou membraneuse, suivant la réaction de l'intestin.

En est-il de même des autres organes de la cavité abdominale, le foie, le rein, l'utérus? Agissent-ils mécaniquement en provoquant la stase fécale, comme l'affirment certains auteurs, ou agissent-ils par leur voisinage en propageant leur infection à l'intestin, comme l'admettent d'autres, voilà ce qui nous reste à examiner.

Foie. — L'hépatoptose est rare, le foie étant maintenu à sa place par un appareil suspenseur des plus solides. J'en ai cependant vu quelques cas bien nets et tous n'étaient pas compliqués d'entérocolite chronique.

Comme beaucoup d'auteurs, j'ai observé, à plusieurs reprises, *la lithiase biliaire* dans les antécédents des malades atteints de colite chronique. Il n'est pas impossible que la lithiase biliaire hépatique, en diminuant la sécrétion biliaire et en privant l'intestin d'un stimulant de son péristaltisme et d'un antiseptique intestinal précieux, en favorise l'infection, mais j'ai vu bien des lithiases biliaires sans entérite.

Il n'est pas impossible non plus que dans la lithiase biliaire vésiculaire, soit entre les accès paroxystiques, soit surtout pendant la crise de colique hépatique, le spasme des conduits biliaires se propage à l'intestin et y provoque une stase des matières avec augmentation des putréfactions intestinales.

Mais nous avons vu bien des cholélithiases vésiculaires pures, vérifiées même par la cholécystotomie, ne pas avoir d'entérites, et d'un autre côté nous connaissons deux cas bien nets d'entérite membraneuse avec calculose hépatique et qui n'ont en aucune façon bénéficié de la cholécystotomie au point de vue de leur entérite.

On le voit, si l'influence de l'entérite membraneuse sur le foie est hors de toute contestation, il n'en est pas absolument de même de l'influence de la calculose simple, hépatique ou vésiculaire, sur l'étiologie de l'entérite membraneuse.

Par contre, les adhérences, les brides, les accolements consécutifs à la cholécystite avec péricholécystite chronique peuvent sans aucun doute provoquer des stases intestinales favorisant l'infection de la muqueuse et déterminant de l'entérite secondaire. Nous en avons vu une preuve manifeste chez une de nos malades cholécystotomiée et délivrée de larges adhérences par le professeur Roux et qui s'est très rapidement guérie de son entérite membraneuse après l'opération.

Rein. — La néphroptose est fréquente dans l'entérite chronique, mais elle n'est pas constante, car de même que l'on voit souvent de l'entérite sans néphroptose, de même on observe plus souvent encore de la néphroptose sans entérite.

Aussi, nous semble-t-il bien difficile de considérer, comme le fait le professeur Debove (1), la néphroptose comme la cause la plus fréquente de l'entérite, même chez la femme adulte.

Quoi qu'il en soit, il est certain que la néphroptose seule peut produire une entérite chronique. Que le rein agisse mécaniquement, en déplaçant l'intestin et en produisant de l'entéroptose, qu'il irrite le tube digestif par sa présence et son poids en amenant une stase intestinale ou qu'il agisse par tiraillement persistant et répété des nerfs abdominaux, en produisant de l'entérospasme, peu importe.

Ce qui est certain, c'est qu'une néphroptose considérable peut amener de la stase dans l'intestin et causer ainsi, à elle seule, une entérite secondaire et l'aggraver s'il existait déjà auparavant une prédisposition à cette affection.

La meilleure preuve que l'on en puisse donner est contenue dans l'observation suivante, communiquée à la Société de thérapeutique par

(1) DEBOVE, *Presse méd.*, 1904, p. 290.

Weber. Il s'agit d'une jeune fille, qui, à la suite d'une chute de voiture, présenta tous les symptômes douloureux d'une néphroptose qui fut constatée cliniquement. Parallèlement à ces symptômes, s'ajoutèrent tous les signes de l'entérite membraneuse chronique.

Mais ce qui fait tout l'intérêt de l'observation de Weber, c'est que ces deux maladies, qui avaient débuté presque simultanément, qui avaient coexisté pendant cinq années consécutives, disparurent ensemble par la fixation du rein. Car dix jours après la néphropexie, l'appétit redevint normal, les troubles gastriques cessèrent en même temps que tous les phénomènes douloureux, et, depuis lors, la malade n'a jamais présenté que des crises de colite muco-membraneuse. Ainsi donc, apparition des crises d'entérite à la suite de la néphroptose, disparition des phénomènes intestinaux peu après la néphropexie, tels sont les éléments qui nous permettent d'affirmer d'une façon scientifique que le rein flottant peut être la cause déterminante de l'entérite membraneuse (Debove).

J'ai eu moi-même l'occasion d'observer un cas tout à fait semblable à celui de Weber.

Le port de la sangle est de rigueur et améliore toujours l'état de l'entérite, quand il y a de la néphroptose.

Utérus. — La coexistence de la colite chronique avec les affections utéro-annexielles a frappé un grand nombre de gynécologues. Mais il faut bien avouer que l'extrême fréquence de ces affections, en dehors de l'entérite, ne permet pas de tirer de leur coexistence des conclusions très précises et qu'il ne saurait être question de parler de pourcentage.

Il n'en est pas moins vrai que les affections utéro-annexielles ont, dans un certain nombre de cas, une influence indéniable sur la genèse de l'entérite chronique et sur son aggravation, lorsqu'elle existait déjà auparavant.

Les époques menstruelles, les poussées inflammatoires utéro-annexielles précèdent ou coexistent si souvent avec les poussées entéritiques, que cette connexion ne saurait être mise en doute.

L'utérus et les annexes peuvent exercer une double influence sur l'intestin, influence du reste toute réciproque : une influence mécanique et une influence infectieuse.

INFLUENCE MÉCANIQUE. — Il est certain que les fibromes, les malpositions utérines peuvent comprimer l'intestin, peuvent le froisser et le tirailler pendant la marche, dans les courses à cheval ou en voiture, etc. Il est naturel qu'un prolapsus accentué de la matrice et du vagin provoque ou accentue une ptose intestinale.

Il est évident que l'annexite chronique, avec ses brides péritonéales, ses accolements, ses adhérences, amène ou bien une gêne mécanique dans la progression des matières, ou bien, par tiraillements, un entérospasme secondaire qui conduira au même résultat.

La conséquence de toutes ces affections est une diminution du calibre de l'intestin augmentée et exagérée par l'entérospasme qui suivra toutes les secousses, tous les tiraillements inhérents aux fatigues, sorties, voyages. Cette stase des matières, ici comme ailleurs, augmentera les putréfactions intestinales, diminuera les défenses et pourra à la longue favoriser l'infection de la muqueuse et la production de l'entérite chronique.

INFLUENCE INFECTIEUSE. — Outre cette action mécanique, il est certain que l'infection utérine et annexielle peut se propager à l'intestin par les lymphatiques qui les réunissent, ainsi que Monod, Ozenne, Letcheff, etc., le soutiennent. Dans un cas, cette propagation a pu être directement démontrée, les mêmes bactéries ayant été trouvées dans les sécrétions vaginales et dans les muco-membranes intestinales (Letcheff), fait que nous avons aussi observé.

On le voit, l'influence qu'exercent les affections utéro-annexielles sur l'étiologie de l'entérite membraneuse secondaire est indéniable théoriquement ; elle est de plus pratiquement démontrable.

De nombreux auteurs ont montré, en effet, que le traitement chirurgical ou gynécologique de ces affections exerçait, du même coup, une action des plus bienfaisantes sur les symptômes de l'entérite secondaire.

Mais d'un autre côté, je pourrais, comme

Langenhagen et d'autres, citer de nombreuses observations de patientes traitées pendant des mois et même des années uniquement pour des troubles génitaux, qui masquaient complètement l'affection intestinale ; elles n'en retiraient que des bénéfices passagers jusqu'au moment où leur entérite a été reconnue et traitée parallèlement à l'affection gynécologique. Alors seulement, la malade a vu ses malaises généraux et locaux s'améliorer rapidement et disparaître parfois définitivement.

Comme pour la cholécystite, comme pour l'appendicite, il existe donc une entérite cause d'affections utéro-annexielles et une entérite, conséquence de ces mêmes affections.

II. — SYMPTOMES CLINIQUES

Nous n'en ferons ici qu'un très court résumé.

L'inflammation du côlon se manifeste par trois ordres de signes : 1° par des signes physiques ; 2° par des selles spéciales ; 3° par des coliques ; 4° par des signes d'auto-intoxication ; 5° par des signes d'infection secondaire.

Sans doute, un grand nombre de ces signes sont connus même des médecins qui ne voient que rarement des entérites, mais il en est d'autres qui sont absolument ignorés par eux, malgré leur extrême importance, et c'est ce qui m'engage à les étudier ici rapidement, et cela, d'autant plus qu'il y a quelques semaines à peine, j'ai eu une petite aventure qui en dit plus long sur ce chapitre que de longues dissertations.

Je vois à ma consultation un jeune médecin français, ancien interne des hôpitaux, neuras-

thénique, qui venait me demander quelques
conseils pour une entérite dont il souffrait
depuis quelque temps. Après l'avoir examiné
et après avoir trouvé son côlon transverse
droit et l'angle colique droit en *fuseau de
caoutchouc*, je lui désignai cette place comme
étant le foyer principal de son inflammation
entéritique. Il me regarda avec un étonne-
ment et un scepticisme non dissimulés et
ajouta avec la plus parfaite assurance : « Je
sais qu'il est impossible de reconnaître au
palper la portion de l'intestin qui est enflammée » !

Iᵒ SIGNES PHYSIQUES.

Dans les deux premières éditions de cet
ouvrage, nous nous étions contenté de donner
un sommaire résumé de cette question. Mais
nous avons pu voir en lisant un article de
M. Esmonet (de Plombières) que cet observateur si distingué ne nous avait pas compris.

Aussi avons-nous pensé qu'une description
un peu plus détaillée de ces signes physiques
s'imposait.

C'est ce qui nous engage à développer
quelque peu cette question, sans oublier toutefois que notre livre ne doit traiter que la
pathogénie et le traitement de l'entérite.

Chez l'enfant, ces signes sont si nets que
nous les prendrons pour types.

A. **Poussée aiguë de l'entérite chronique**.
— Les signes sont les mêmes que ceux de
l'entérite aiguë.

Lorsque la poussée est légère, le ventre est
mou et flasque, grâce à l'absence presque complète de gaz ; la palpation en est alors très facile

On peut se rendre compte, en pratiquant la
palpation large dans la région sous-ombilicale,
que la masse intestinale grêle présente sa consistance, *pâte* ou *duvet*, caractéristique de son
état normal, car il est rare d'y trouver des anses
dures et turgescentes.

Le gros intestin, par contre, peut présenter,
suivant les cas et suivant la partie du côlon que
l'on palpe, trois espèces de sensations différentes :

1° Une *consistance élastique* permettant de

délimiter la forme du tube intestinal. Cette consistance est celle que donne toujours le côlon normal et correspond aux parties normales de l'intestin;

2° Une *consistance dure*, transformant la partie enflammée du côlon et, en période de chaleur, en un *fuseau* dur, rigide, mobile, douloureux et légèrement bosselé dit *fuseau de bois*, lorsqu'il est peu élastique et de petit calibre, dit *fuseau de caoutchouc* quand il est plus élastique et de calibre un peu plus grand.

Cette consistance est due d'une part à la contraction spastique idio-musculaire du côlon causée par l'irritation de l'intestin, d'autre part à la congestion inflammatoire du segment colique enflammé. C'est pour cette raison que l'intestin enflammé a la forme d'un fuseau qui se distingue ainsi facilement du spasme simple ou *tuyau de caoutchouc*.

Le *fuseau* correspond donc aux parties enflammées du côlon en poussée aiguë ou subaiguë et ne doit pas être confondu avec une tumeur tuberculeuse ou cancéreuse, comme je l'ai vu faire plusieurs fois par des chirurgiens très expérimentés. Suivant la localisation de l'inflammation, on parle alors d'une *typhlite*, d'une *colite transverse*, d'une *sigmoïdite*, etc.

Lorsque l'inflammation se refroidit, le *fuseau* devient moins dur, moins douloureux, moins gros ; sa forme fusiforme se perd peu à peu, et l'intestin ne garde plus que son état spastique, mais il peut le garder des semaines entières, il devient alors *tuyau de caoutchouc localisé*.

Lorsqu'enfin l'inflammation est tout à fait refroidie, le tuyau lui-même disparaît et l'intestin prend alors la troisième consistance dont nous allons parler, mais il reste encore très excitable et il suffit d'un rien, d'un massage intempestif, de secousses brusques, d'une erreur de diète pour voir de suite le spasme revenir et le tuyau de caoutchouc se reproduire.

En résumé, dans la période inflammatoire, le *fuseau* indique la période de chaleur, le *tuyau de caoutchouc localisé* indique le début du refroidissement ;

3° Une *consistance molle* ne permettant plus de reconnaître la forme, ou la position de l'intestin qui semble avoir disparu si bien qu'on

palpe sans difficulté toute la fosse iliaque, c'est
là l'*intestin chiffon* ou *mouchoir de poche*, qui
correspond aux parties qui sont complètement
refroidies ou qui sont d'emblée dans le stade
d'une inflammation chronique.

Lorsque le refroidissement est complet,
l'intestin reste mou et flasque et même des
irritations mécaniques fortes ne sont plus
capables de ramener la contraction spastique
de la période précédente.

A mesure enfin que l'intestin se guérit, on
voit le côlon reprendre de la souplesse, de
l'élasticité, il regagne peu à peu sa *consistance
élastique* normale.

Ces sensations qui correspondent soit à l'état
normal, soit à l'état inflammatoire du côlon,
sont naturellement plus ou moins étendues,
plus ou moins complètes, suivant les cas.

Dans les poussées très fortes, qui sont en
somme assez rares dans l'entérite membraneuse, mais qui s'observent cependant quelquefois, l'aspect du ventre et la palpation donnent,
comme dans l'entérite suraiguë, des signes
bien différents de ceux que nous venons

d'examiner, et ceci tient, en grande partie, à ce que la poussée inflammatoire a gagné le péritoine.

Le ventre est, au moins dans les premiers jours, ballonné, il devient douloureux dans toute son étendue. L'abdomen est quelquefois si tendu, si météorisé, si douloureux, que la palpation en est impossible, les malades pouvant à peine supporter le poids de leurs couvertures. Si nous ajoutons à ces symptômes la fièvre, les vomissements, la constipation opiniâtre et les douleurs localisées quelquefois au côlon ascendant et au cæcum, on comprendra combien cette crise peut en imposer au médecin non prévenu pour de la périappendicite, mais, d'un autre côté, on voit combien elle diffère de la crise de colique de l'entéro-névrose muco-membraneuse, avec laquelle on a voulu l'identifier.

B. *Forme chronique de l'entéro-colite muco-membraneuse*. — Les signes sont absolument les mêmes que dans l'entéro-colite chronique glaireuse.

Le ventre est flasque, mou, ridé, dépressible, permettant un palper exact et facile de tout le côlon, excepté dans la région des grands droits.

Lorsque l'entérite est tout à fait refroidie, le côlon ne présente que deux sensations distinctes au palper : la première est *la sensation élastique de l'intestin normal*. Quelquefois cette sensation est modifiée par le fait que l'intestin est rempli de matières. C'est presque toujours au niveau de l'S iliaque que l'on a ce palper particulier d'un boudin fécal de très petit calibre, allongé, mobile, permettant l'impression digitale, ce qui le distingue du *tuyau de caoutchouc*, dur et élastique.

La seconde est *la sensation chiffon*, tantôt au niveau du cæcum, tantôt sur le transverse, quelquefois aux deux endroits à la fois, d'autres fois encore à une autre ou plusieurs autres portions du côlon. Ces places, peu ou point douloureuses au toucher, sont en état d'inflammation chronique avec relâchement musculaire complet, c'est *l'intestin refroidi*.

Lorsque l'intestin est encore quelque peu en période de chaleur dans ces parties, le spasme se reproduit à la moindre irritation ce qui permet de diagnostiquer l'*entérite non complètement refroidie*.

Il suffit en effet, dans ce cas, de malaxer légèrement la portion *mouchoir de poche du côlon* pour sentir sous ses doigts la sensation *chiffon* faire place *au tuyau de caoutchouc*.

D'un jour à l'autre, cette même transformation de l'intestin refroidi à l'intestin irrité peut se produire spontanément sous l'influence d'une alimentation vicieuse, ou par les secousses d'une promenade en voiture ou à cheval.

On comprend facilement pourquoi Lyon, Langenhagen et d'autres trouvent, lors d'un premier examen, une partie du côlon en chiffon et lors de l'examen suivant la même portion en spasme, c'est parce que l'intestin avait subi dans l'intervalle une irritation quelconque de cause interne ou externe.

Lorsque l'entérite chronique n'est pas complètement refroidie partout, on trouvera dans ces parties non refroidies une troisième sensation au palper, c'est la sensation que nous avons déjà étudiée sous le nom de sensation *fuseau* et qui indique outre le spasme une inflammation de l'intestin. Au-dessus de ce *fuseau* qui peut durer des jours et même des semaines entières, on trouve le côlon dilaté, distendu, formant une poche souvent considérable (*dilatation du cæcum, du côlon transverse*) dans laquelle il est facile de déterminer du gargouillement et même du clapotage, tout à fait analogue au clapotage stomacal.

2° SELLES SPÉCIALES.

A. **Poussée aiguë.** — Comme dans l'entérite aiguë, les selles sont souvent nombreuses (5 à 30). Les premières contiennent des membranes, mais rapidement elles deviennent glaireuses, pures, transparentes ou opaques ; de couleur blanche (frai de grenouille), jaune ou rouge, suivant qu'elles sont mélangées à du pus ou à du sang. Quelquefois les glaires sont mélangées à des matières fécales, mais le plus souvent elles sont composées de glaires pures.

Ces selles sont expulsées sans gaz, avec du ténesme, des épreintes et même du prolapsus du rectum si l'inflammation s'étend au rectum.

B. **Forme chronique**. — *Dans la forme chronique glaireuse*, le mucus excrété est amorphe, ressemblant à du blanc d'œuf légèrement coagulé ou en petites boules ; glaires et boules sont souvent striées de sang.

Dans la forme chronique muco-membraneuse, le mucus est concrété en fausses membranes, de calibre et de longueur variables. On en voit de plus d'un mètre de longueur et quelquefois de 2 à 3 centimètres d'épaisseur. En les dépliant, on observe qu'elles ont un côté lisse, c'est le côté intestinal, et un côté villeux, souvent pointillé de rouge, c'est le côté attaché à la muqueuse.

Les selles, très constipées, de petit calibre, sont le plus souvent indépendantes des selles de glaires et de membranes, mais elles en sont ordinairement recouvertes.

Les entérolithes ne sont pas rares.

3° COLIQUES.

Cet état inflammatoire du côlon s'accompagne de douleurs.

A. **Poussée aiguë**. — Les douleurs sont

souvent continues, durant nuit et jour ; quelquefois elles sont générales, « l'intestin est à vif », rempli d'eau bouillante, « écorché ». Le plus souvent les douleurs sont localisées à l'appendice, au cæcum, au côlon ascendant, à l'S iliaque, etc. : entérocolite cæcale, entérocolite appendiculaire, etc.

B. **Forme chronique**. — Les douleurs sont ou bien des points fixes, toujours les mêmes, ou bien des coliques sèches avec tiraillements, brûlures, mouvements reptoïdes, etc. Presque toujours ces douleurs sont indépendantes des selles (*coliques sèches*). Quelquefois cependant, lorsqu'il y a une petite poussée, les coliques pressantes annoncent la selle qui survient, ou dans la nuit, ou le matin à la première heure ou de suite après les repas (*coliques molles*).

4° SIGNES D'AUTO-INTOXICATION.

A. **Poussée aiguë**. — Les signes d'auto-intoxication sont rares, sans être exceptionnels, les produits de la putréfaction azotée s'éliminant avec les selles. Ils sont du reste variables suivant les individus.

B. *Forme chronique*. — Les signes d'auto-intoxication sont beaucoup plus fréquents dans la muco-membraneuse que dans la glaireuse, la première s'accompagnant de stases beaucoup plus importantes.

TUBE DIGESTIF. — Les cheilites, gingivites, glossites, le ptyalisme, l'haleine fétide, la lithiase intestinale presque habituelle, l'hépato-mégalie habituelle chez l'enfant, plus rare chez l'adulte.

PEAU. — Le strophulus, l'érythème polymorphe, le prurigo, l'urticaire, certains eczémas, etc.

SYSTÈME NERVEUX. — Les accidents aigus : migraines, céphalées, convulsions, terreurs nocturnes, accidents pseudo-méningitiques chez l'enfant.

Les accidents chroniques : le changement de caractère, la nervosité, les phobies, la neurasthénie.

NUTRITION GÉNÉRALE. — Le teint jaune, la pâleur, l'amaigrissement, l'anémie, la cachexie générale.

Chez l'enfant, l'arrêt de croissance et le rachitisme.

Citons enfin certains troubles rares du côté du cœur : l'arythmie, la tachycardie paroxystique ; du côté des voies respiratoires : le pseudo-asthme.

EXAMEN URINAIRE. — Malgré le teint jaune du malade, il est exceptionnel de trouver dans l'urine des pigments biliaires. Les sels biliaires, mis en évidence avec la réaction de Hay, sont beaucoup plus fréquents. Il en est de même de l'urobiline, dont la présence est très souvent constatée dans les entérites de quelque durée. L'acétonurie est fréquente.

L'auto-intoxication digestive se manifeste par une augmentation considérable de substances aromatiques dans l'urine : les sulfo-éthers sont éliminés en grande abondance (0,150 à 0,990). Les courbes des indols et surtout des phénols sont très au-dessus de la normale (Indols 0,010 à 0,080, Phénols 0,015 à 0,090).

EXAMEN DU SANG. — L'examen des éléments figurés du sang montre dans tous les cas une anémie chronique d'intensité variable, mais souvent très forte. Le nombre des hématies peut diminuer de moitié et même plus ; elles sont souvent de grosseur inégale ; la poikilocytose n'est pas rare. La valeur globulaire est en général inférieure à la normale.

Les globules blancs sont presque toujours augmentés. Légère souvent pendant la période de refroidissement, 7 000 à 9 000, la leucocytose polynucléaire devient considérable, 12 000 à 15 000, au moment des poussées. L'éosinophilie est fréquente dans cette période.

On le voit, l'examen du sang et celui de l'urine confirment, d'une manière très nette, la nature infectieuse de la maladie et l'augmentation considérable des putréfactions intestinales qui en résultent.

L'étude des infections secondaires va nous conduire à la même conclusion.

5º SIGNES D'INFECTIONS SECONDAIRES.

CYSTITES. — Hutinel, Raymond et d'autres ont publié des cas de cystites dans le cours d'entérites membraneuses. Nous en avons observé plusieurs, toutes étaient des cystites à coli, et cela aussi bien chez des filles que chez des garçons, chez des adultes que chez des enfants. Si, chez les filles, on peut encore admettre une infection par la voie urétrale, il faut bien chez les garçons arriver à la conclusion que l'infection microbienne s'est propagée à travers les muqueuses intestinale et vésicale.

Néphrites. — Le rein se comporte vis-à-vis de l'infection intestinale comme le foie.

Le rein peut être simplement irrité par le passage des toxines intestinales, ou bien il peut être enflammé et infecté.

Dans le premier cas, son insuffisance n'est que relative et l'albuminurie minime, souvent même intermittente. L'examen de l'urine centrifugée ne dénote ni cylindres, ni épithélium rénal. On parle alors, et avec raison, *d'albuminurie dyspeptique*. Nous avons vu un assez grand nombre de ces cas, qui sont très favorablement influencés par le régime de l'entérite combiné, ce qui est facile, avec le régime hypochloruré.

Deuxième cas : lorsque la cause morbide a persisté plus longtemps, on peut se trouver en présence d'une *néphrite vraie* avec tous ses symptômes ; albuminurie considérable, insuffisance rénale à l'urée et aux chlorures, etc. On trouve alors dans l'urine des cylindres et des éléments épithéliaux du rein en grande abondance.

Il s'agit, dans ce cas, *d'une néphrite post-entéritique*. Nous venons d'en voir un cas bien typique en consultation, à Bordeaux, où je n'ai pu que confirmer le diagnostic posé par mes honorables collègues, les professeurs de Nabias et Guérin. Le malade s'est, du reste, complètement guéri.

ANGIOCHOLITES. — A. *Cholémie*. — L'entérite exerce, chez tous les enfants et chez la plupart des adultes, une influence considérable sur le foie.

Le sang de la veine porte, chargé des toxines intestinales, est en grande partie purifié dans le foie, ce qui amène à la longue un état de fatigue de la glande hépatique avec insuffisance fonctionnelle. De là, ce teint coloré en jaune, ce signe palmo-plantaire de Gilbert, si fréquent dans l'entérite, de là ce prurit, ces pigmentations, ces taches de xanthélasma que l'on voit souvent pâlir et disparaître avec l'amélioration de l'état intestinal. Le foie et la rate sont souvent tous les deux augmentés de volume; l'urine est haute en couleur, renferme de l'urobiline, le sérum sanguin de la bile.

Cet état d'hépatisme, comme le nomme Glénard, de cholémie familiale, comme l'appelle Gilbert, qui se trouve chez tous les enfants atteints d'entérite membraneuse et chez la plupart des adultes, est la conséquence de l'auto-intoxication digestive du foie et non pas la cause de l'entérite. Seule, la prédisposition hépatique est d'origine familiale et non la maladie elle-même.

B. *Ictère chronique simple.* — Si la cholémie familiale peut s'expliquer par une seule intoxication hépatique, seule l'infection des voies biliaires peut réaliser l'ictère chronique simple.

Cette maladie, isolée par Gilbert et fort bien étudiée par un de ses élèves, le Dr Rodocanachi, de Marseille, se caractérise par tous les symptômes de l'ictère, de la cholémie et de la cholurie, et s'accompagne souvent d'hépatomégalie et de splénomégalie.

Sans doute une part de l'infection doit revenir aux microbes anaérobies qui existent normalement et en grande abondance dans les voies biliaires extrahépatiques (Gilbert et Lippmann), mais la plus grande part revient certainement aux microbes de l'intestin.

On peut donc parler ici d'angiocholite secondaire à l'entérite membraneuse et l'infection des voies biliaires se fait ici absolument de la même façon que l'infection secondaire de l'appendice. J'ai même vu un cas d'entérite muco-membraneuse, qui, dans une poussée aiguë, a réalisé les deux infections biliaire et appendiculaire simultanément.

C. *Ictère aigu simple*. — Comme pour l'appendice, au lieu d'une infection lente et chronique, nous pouvons observer dans le cours de l'entérite membraneuse l'infection aiguë avec fièvre, cholémie, ictère cutané et conjonctival, cholurie, selles décolorées, accompagnée de tous les symptômes habituels de l'ictère catarrhal. Cet ictère s'accompagne en général d'hépatomégalie, quelquefois de splénomégalie. Le foie est douloureux au toucher et la région vésiculaire présente une sensibilité très vive. J'en ai observé quelques cas très nets et tout dernièrement encore j'en ai vu un cas à Marseille, en consultation avec le Dr Rodocanachi.

APPENDICITE. — La propagation de l'infection intestinale à l'appendice a été longuement discutée pendant ces derniers temps. On en trouvera un excellent et très impartial résumé dans le travail de G. Lyon.

Je ne m'appuierai donc pas ici sur l'autorité incontestable de ces chirurgiens si distingués, tels que Walther, Jalaguier, Tuffier, Reclus, etc., qui tous ont opéré des appendicites dans le cours d'entérites muco-membraneuses, car Lyon leur objectera qu'ils n'ont pas vu les malades pendant l'entérite et qu'ils ne les ont vus eux-mêmes que pendant la période appendiculaire.

Mais j'ai vu moi-même un nombre assez respectable d'entérites muco-membraneuses, que j'avais examinées et suivies pendant plusieurs semaines, se compliquer pendant le traitement d'une périappendicite aiguë avec gâteau péritonéal, formation d'abcès, le tout confirmé par l'opération.

J'en ai vu un plus grand nombre encore avoir dans les mêmes conditions une poussée infectieuse dans l'appendice, *poussée d'entérocolite appendiculaire*. J'ai vu l'une d'entre elles en consultation avec M. Jalaguier. Mon excellent ami Roux, qui a examiné la plupart des autres avec moi, a pu constater, comme nous l'avions présumé, une absence de réaction péritonéale (périappendicite). La palpation permettait de sentir dans le voisinage immédiat du cæcum un corps dur, allongé, et dans quelques cas douloureux (forme de crayon), qui paraissait être l'appendice gonflé et enflammé. Plusieurs de ces malades ayant eu des poussées successives ont été opérées et l'on a trouvé l'appendice gonflé et enflammé, mais non perforé, à péritoine intact, mais avec les lésions muqueuses caractéristiques de l'appendicite.

Pour nous, la question ne fait donc pas de doute, l'entérocolite membraneuse peut se propager à l'appendice, comme elle peut se pro_pager dans les voies biliaires ; cette propagation est tantôt silencieuse, tantôt plus aiguë, mais rarement très bruyante.

L'infection trouve dans l'appendice un bouillon de culture excellent pour que les colonies microbiennes s'y propagent avec rapidité. Alors que dans l'intestin le canal est large et sans cesse balayé, dans l'appendice la phagocytose seule pourra lutter contre l'infection. L'entérocolite appendiculaire, après sa phase presque silencieuse, pourra devenir une bruyante périappendicite avec tous ses dangers.

A côté de ces cas certains, je suis persuadé que l'on peut, si l'on n'y prend pas garde, faire erreur, surtout s'il s'agit d'une entérocolite cæcale avec poussée péritonéale. Je crois qu'ici il faut savoir attendre deux ou trois jours, laisser passer l'orage péritonéal, afin de pouvoir constater l'absence du gâteau péritonéal, palper attentivement le cæcum et examiner les selles, avant de déclarer qu'il y a une périappendicite.

En résumé, il existe une entérocolite préappendiculaire qui persistera après et malgré l'ablation de l'appendice.

On le voit, la clinique comme l'étiologie nous ont montré et donné la preuve de l'origine infectieuse et inflammatoire de l'entérite membraneuse. Examinons maintenant le troisième ordre de preuves que nous donne l'anatomie pathologique.

III. — ANATOMIE PATHOLOGIQUE

I. — Mucus et membranes.

On trouve dans les formes chroniques, soit dans les membranes, soit dans le mucus, une substance fondamentale amorphe, qui se colore en rose violet avec le réactif d'Hoyer, et qui est caractéristique de la mucine (Isaac). On y constate en outre une quantité considérable de cellules épithéliales cylindriques, isolées ou en amas et plus ou moins dégénérées, de cellules rondes, qui sont, soit des globules de pus en grandes quantités, soit des cellules éosinophiles.

On y trouve très fréquemment des globules rouges du sang, des cristaux de cholestérine, des urates, des oxalates, enfin des microbes en quantité (Prysinsky) ; parmi eux, Thiercelin a isolé un diplocoque, qu'il nomme entérocoque et que l'on retrouve dans les colites aiguës dysentériformes (Pl. II).

Ces membranes sont-elles le produit d'une

inflammation ou d'une sécrétion d'origine nerveuse ? Leyden, Vanni, Mendelson, G. Lyon
sont des partisans convaincus de l'origine nerveuse de la sécrétion. Mathieu, Ewald, Mannaberg, Nothnagel, Boas, Rosenheim, auteurs
plus connus en pathologie intestinale, penchent
pour l'origine inflammatoire.

Boas (1) a pu constater l'existence d'*une entérocolite membraneuse artificielle*. En lavant l'intestin avec des substances irritantes : tanin
20 p. 100, alun, nitrate d'argent, on voit se
produire une entérocolite membraneuse artificielle. Les lavages huileux et glycérinés, les
lavages à l'eau trop chaude, et même, pour
certains intestins particulièrement susceptibles,
l'usage trop prolongé de la sonde intestinale
suffisent pour la réaliser, et ses membranes
ont les mêmes caractères cliniques, chimiques
et histologiques que celles de l'entérocolite
membraneuse d'origine infectieuse. La seule
différence est qu'elle cesse immédiatement
avce la cause.

(1) BOAS, *Deuls. med. Woch.*, 1900, p. 528.

Il suffit donc d'une irritation de l'intestin pour amener la sécrétion glaireuse ou membraneuse. C'est ce que prouvent encore les expériences de Bernard et Hallin qui ont provoqué chez le lapin des selles glaireuses en sectionnant et liant les filets des plexus mésentériques. Soupault et Jouaust ont obtenu les mêmes résultats en irritant l'appendice, la vésicule biliaire, la trompe.

Ceci nous prouve que l'irritation mécanique de l'intestin (car dans ces deux expériences il a été forcément irrité) suffit pour provoquer une hypersécrétion glaireuse. Que l'élément irritant agisse par l'intermédiaire des nerfs ou sans leur intermédiaire, peu importe. Une irritation de l'intestin suffit, et tout chirurgien a pu voir, après une intervention sur l'intestin, des selles glaireuses et même quelquefois sanguinolentes qui disparaissent après quelques jours.

L'irritation produite par l'inflammation microbienne ne peut qu'agir de même, mais à un degré beaucoup plus prononcé. Aussi voyons-nous Friedlaender trouver à plusieurs reprises des muco-membranes absolument analogues à celles de l'entérite muco-membraneuse dans l'intestin de malades morts de dysenterie.

Bamberger (1) a trouvé dans les mêmes cas de dysenterie des pseudo-membranes composées de mucine et formant des tubes complets.

Cornil (2) a fait la même constatation dans une autre maladie infectieuse de l'intestin, la pseudo-entérite des porcs, maladie microbienne et inflammatoire.

Beaussenat (3), déterminant chez le lapin une entérite infectieuse, provoqua une inflammation du cæcum et de l'appendice avec selles glaireuses et fétides.

Ceci nous prouve que la glaire et la membrane ne constituent qu'un symptôme banal pouvant être produit par toute irritation de l'intestin, que celle-ci soit chimique, mécanique ou inflammatoire.

Comme toutes les autres irritations, l'inflammation microbienne du gros intestin se ma-

(1) BAMBERGER, *Virchow's Arch.*, VI, p. 220.
(2) CORNIL, *Bull. Ac. Méd.*, XX, p. 234.
(3) BEAUSSENAT, *Bull. Soc. Anat.*, 5 février 1897.

nifestera, suivant la réaction de l'intestin (prédisposition acquise ou réaction acide), par des selles muco-membraneuses ou par des selles glaireuses.

II. — EXAMEN MICROSCOPIQUE.

Les *examens microscopiques* ne sont pas nombreux, l'entérite étant rarement mortelle.

Max Rothmann (1) a trouvé chez une malade morte d'un carcinome de la base du crâne et soignée pendant sa vie pour une entérite muco-membraneuse typique les altérations suivantes :

Dans les parties du côlon en contraction spasmodique, on observe une muqueuse rouge, injectée et plissée, et dans les plis des muco-membranes adhérentes.

Au microscope, on constate que les masses muqueuses pénètrent dans les glandes jusqu'au fundus fortement élargi. L'épithélium est desquamé ; la muqueuse elle-même est gonflée, élargie et l'on y constate une augmentation considérable des éléments cellulaires.

(1) MAX ROTHMANN, *Zeils. f. kl. Med.*, 1893, p. 358.

Dans les excellentes planches annexées au travail de Rothmann, on se rend compte combien l'aspect de la muqueuse diffère de l'état normal : l'élargissement des canaux glandulaires et des espaces interglandulaires, l'infiltration cellulaire si dense de la muqueuse inter et sous-glandulaire indiquent d'une manière indubitable l'état inflammatoire de la muqueuse.

L'année suivante, Max Rothmann décrit un deuxième cas (1) d'entérite membraneuse congénitale chez un enfant de douze jours. L'autopsie montra des membranes nombreuses, adhérentes à la muqueuse. L'examen histologique donna les mêmes résultats que dans le cas précédent : état inflammatoire de la muqueuse inter et sous-glandulaire, infiltration cellulaire abondante.

Les membranes se colorèrent en rouge avec la thionine ; elles étaient donc formées de mucus.

Jagic (2) en décrit un troisième cas avec examen histologique analogue : Membranes colo-

(1) Max Rothmann, *Deuts. med. Woch.*, 1893.
(2) Jagic, *Wien. kl. Rundschau*, 1901, p. 757.

rées en rouge par la thionine et en bleu par le Weigert. La muqueuse est épaissie et gonflée, elle est recouverte par une substance d'aspect légèrement fibrillaire, qui pénètre dans les glandes intestinales fortement élargies et allongées. Cette substance que la coloration de Weigert démontre être de la mucine, pénètre jusque dans le protoplasma cellulaire des glandes, et jusque dans les cellules caliciformes.

La substance interglandulaire et sous-glandulaire est fortement infiltrée de petites cellules rondes.

Les vaisseaux de la muqueuse sont dilatés et les canaux lymphatiques sont gorgés de cellules.

Nous avons eu l'occasion de faire cette année l'autopsie d'un enfant mort dans le cours d'une entérite membraneuse. Le Dʳ Marullaz, l'habile assistant du laboratoire d'anatomie pathologique de la Faculté, a fait l'examen microscopique de la muqueuse intestinale avec le professeur Stilling.

Voici le résultat de son travail.

Macroscopiquement. — L'intestin grêle a une

coloration normale à sa face séreuse. Sa paroi est notablement amincie ; la muqueuse est pâle, elle laisse facilement distinguer les *plaques de Peyer,* qui sont agrandies, un peu surélevées et de coloration plus foncée.

Le *gros intestin,* de la *valvule iléo-cæcale* à l'*anus,* est fortement hyperémié à sa face péritonéale. Il est contracté ; sa muqueuse n'est pas lisse, mais fortement mamelonnée et plissée dans tous les sens ; les *follicules clos* sont peu apparents, malgré la forte vascularisation et de nombreuses petites suffusions sanguines.

Microscopiquement. — Nous avons examiné quatre fragments : un dans l'intestin grêle, portion inférieure, un dans le cæcum, un dans le côlon transverse et un dans l'S romanum.

L'*intestin grêle* ne présente guère d'altération microscopique appréciable, à part l'hypertrophie des amas lymphatiques sous-muqueux et des plaques de Peyer et l'atrophie des couches musculaires.

Dans tout le tractus du *gros intestin,* les lésions sont les mêmes et localisées plutôt à la muqueuse et à la sous-muqueuse.

La *couche muqueuse* est un peu amincie. En plusieurs endroits, jusque sur la *muscularis mucosæ*, elle est remplacée par un *tissu anhyste* dans lequel on distingue de nombreux débris nucléaires ; peut-être faut-il attribuer ce phénomène à un début de putréfaction cadavérique.

Le reste du *système glandulaire* présente un aspect autre que normalement. Les *culs-de-sac épithéliaux* sont beaucoup moins nombreux et séparés les uns des autres par un tissu riche en leucocytes analogues à celui de la sous-muqueuse ; ils sont un peu dilatés dans leur partie profonde, et renferment, dans leur lumière, une *substance anhyste* qui prend la coloration de la *mucine* par la *méthode de Weigert* et la *thionine*, et en plus des *éléments cellulaires mortifiés*, épithéliaux ou leucocytaires.

Les *épithéliums des glandes* sont un peu agrandis, surtout par leurs noyaux, qui se colorent avec moins d'intensité et de netteté que normalement et remplissent parfois presque toute la cellule à laquelle ils appartiennent.

En examinant la paroi intestinale, de la muqueuse au péritoine, on voit qu'elle est le

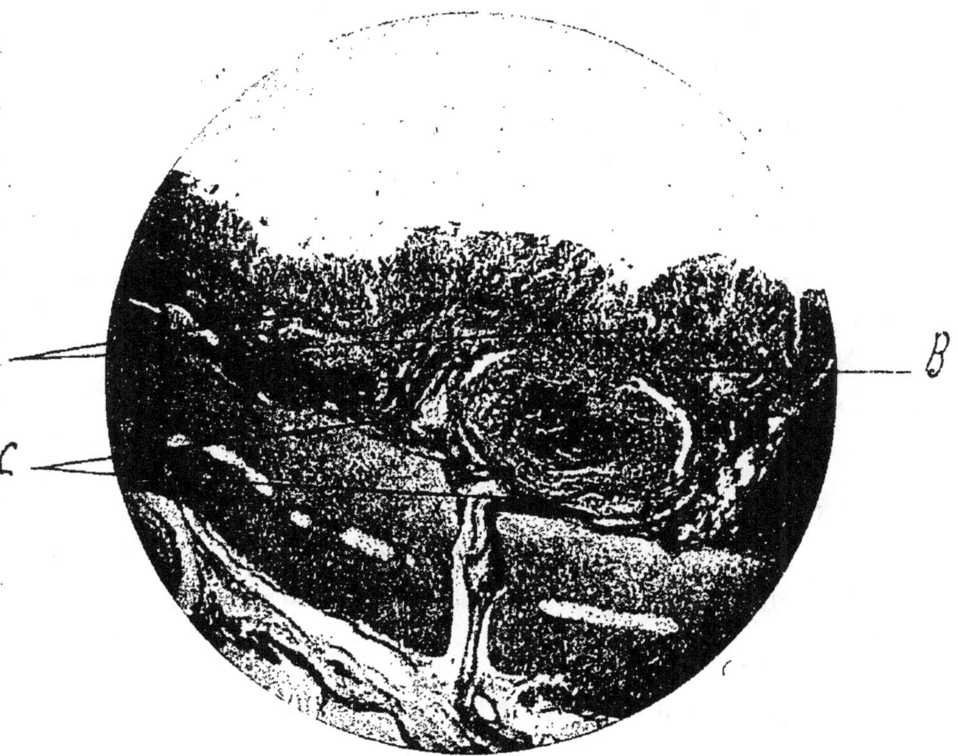

Fig. 2. — Entérite muco-membraneuse. Coupe de la région cæcale (Dr Marullaz).

A. Culs-de-sacs glandulaires avec leur contenu ; B. infiltration de la sous-muqueuse ; C, infiltration périvasculaire.

siège d'une *infiltration très dense* jusque dans la sous-muqueuse (fig. 2). La *muscularis mucosæ* est difficile à distinguer de la substance avoisinante, tant celle-ci est *riche en leucocytes*.

La *sous-muqueuse* est le siège d'une *réaction inflammatoire* évidente et très prononcée. Celle-ci se traduit par une *forte agglomération leucocytaire autour des vaisseaux sanguins*, et quelques petites *hémorragies* dans le tissu connectif. Ces deux lésions existent aussi dans la muqueuse proprement dite, mais elles y sont beaucoup plus difficiles à discerner à cause de l'*intensité de l'infiltration* (fig. 2). On trouve cependant çà et là des traces manifestes de *petites hémorragies de surface*.

Quant au *système lymphatique* qui joue un si grand rôle dans la pathologie intestinale, il ne présente guère qu'un peu de *dilatation de ses capillaires* qui sont gorgés de petites cellules rondes ; cependant il est à noter que ce phénomène se constate même directement sous le péritoine. Les *follicules lymphatiques* ont aussi subi une *légère augmentation de volume*.

Les deux *couches musculaires* ne présentent pas d'altération spéciale à leur tissu propre. Mais les *espaces lamelleux inter et périfasciculaires* et les *vaisseaux* qu'ils renferment sont, eux aussi, *trop riches en cellules rondes*.

En résumé, il existe *deux types* de lésions, *l'une* intéressant le *système épithélial*, *l'autre* affectant *le reste de la paroi intestinale*, sauf le revêtement *endothélial* et les *couches musculaires circulaire et longitudinale*.

Nous avons donc dans ces quatre examens histologiques tous les caractères d'un état inflammatoire indubitable de la muqueuse du côlon.

On le voit : que nous passions en revue les causes productrices de l'entérocolite membraneuse ; que nous considérions ses symptômes, sa marche clinique et les complications d'infection secondaire qui l'accompagnent si souvent ; que nous examinions enfin les pièces anatomiques et les préparations histologiques de cette maladie, tout nous démontre et nous prouve sa nature inflammatoire et son origine infectieuse.

IV. — TRAITEMENT

S'il veut être efficace, le traitement de l'entérocolite chronique, comme du reste celui de toutes les autres maladies, doit s'appuyer sur la pathogénie de cette maladie.

Or la cause pathogénique de l'entérite muco-membraneuse est, nous l'avons démontré, l'infection microbienne de la muqueuse du côlon produite par l'augmentation des putréfactions intestinales.

Le traitement de toute entérite chronique devra donc envisager ce but en tout et partout, et toutes nos mesures prophylactiques devront tendre à empêcher l'infection de l'intestin; toute notre action thérapeutique doit chercher à la combattre.

Mais dans beaucoup de cas, cela ne sera pas suffisant. Car nous avons appuyé sur ce fait et nous y revenons, il y a deux sortes d'entérites chroniques muco-membraneuses : l'une est l'entérocolite primaire, l'autre est l'entérocolite secondaire.

Or, pour l'entérite primaire, combattre l'infection intestinale est l'indication thérapeutique et causale. Lorsqu'on remplit cette indication, on fait de la médication pathogénique.

Il n'en est plus de même dans l'entérite secondaire, maladie dans laquelle l'infection du côlon est produite le plus souvent ou en tout cas entretenue par une des nombreuses causes que nous avons énumérées.

Ne combattre que l'infection intestinale dans l'entérite secondaire serait faire de la thérapeutique symptomatique utile, indispensable même, mais qui ne peut qu'améliorer l'état maladif et ne saurait le guérir, car la cause ne serait pas supprimée.

Dans l'entérite chronique secondaire donc, à côté du traitement destiné à combattre l'infection intestinale, nous aurons à rechercher, à traiter, et, si possible, à supprimer cette cause originelle, source première de l'infection. Ce n'est qu'alors que nous pourrons parler d'un traitement pathogénique de l'entérite secondaire.

Nous aurons à envisager successivement :

I. Le traitement de l'entéro-névrose muco-membraneuse.

II. Le traitement de l'entérite muco-membraneuse, qui comprend :

A. La prophylaxie de l'entérite membraneuse ;

B. Le traitement de l'entérite secondaire ;

C. Le traitement de l'entérite primaire ;

D. Le traitement des crises aiguës de l'entérite chronique.

I. — TRAITEMENT DE L'ENTÉRO-NÉVROSE MEMBRANEUSE.

Nous avons séparé de l'entérite chronique, et cela soit au point de vue étiologique, clinique et anatomo-pathologique, une maladie rare qui lui ressemble, l'entéro-névrose muco-membraneuse.

Or, cette distinction que le médecin peut faire, le malade ne la fait pas. Il vient s'adresser à un spécialiste pour maladies d'intestin, il demande avec une impatience fébrile à être examiné, il supplie, il exige que l'on commence un traitement diététique et médicamenteux.

S'il voit une hésitation, il vous force la main avec ces paroles que j'ai entendues bien des fois :

« Si vous ne voulez pas entreprendre mon traitement, c'est que vous avez reconnu que mon état est trop grave et qu'il n'y a plus rien à faire. Je suis perdu, perdu ! »

Devant ce désespoir, devant ces larmes, on cède, et on a tort. Je l'ai fait au début, je m'en suis toujours repenti, car les malades n'ont jamais bénéficié d'un traitement médicamenteux ou diététique et le médecin n'éprouve aucune satisfaction de la cure qu'il entreprend à contre-cœur.

Ces malades sont des nerveux : nerveux accidentels ou nerveux constitutionnels.

Les *nerveux accidentels, neurasthéniques* par surmenage physique, moral ou intellectuel, ont besoin de l'isolement, de la séparation du milieu où ils ont souffert ; de repos au lit pour refaire leurs cellules usées ; de la suralimentation et du massage général pour refaire leurs forces et pour lutter contre leur délabrement physique, et contre leur extrême amaigrissement.

Ils ont besoin en un mot de cures de Weir-Mitchell, que l'on ne fait bien que dans un sanatorium bien installé et sous la direction d'un médecin entendu et habitué à soigner ces maladies.

Les *nerveux constitutionnels*, les *psychasthéniques*, ont besoin de plus encore, il faut en plus lutter avec eux, souvent pour eux, contre leur mal moral, contre leur tendance à grossir leurs souffrances physiques et morales, contre leur anéantissement, leur asthénie, leur aboulie, leurs idées fixes, et surtout contre leurs phobies multiples.

Pour cela, la cure de repos, d'isolement, de suralimentation, tout en étant indispensables, ne suffit pas, il faut en outre lutter contre une prédisposition morbide, refaire une éducation morale, il faut refaire ou quelquefois faire une éducation de la volonté ; il faut en un mot une cure d'orthopédie mentale, de psychothérapie. Cette cure peut être obtenue soit par la suggestion (Bernheim), soit par la persuasion (Dubois).

La suggestion. — Il est indiscutable que la suggestion est un excellent moyen de guérison pour les hystériques, mais elle a donné des résultats moins encourageants chez les psychasthéniques.

En outre, la suggestion est passible de grands reproches; ce sont, disent J. Camus et Pagniez, élèves de Dejerine : la domination d'un individu par un autre, l'annihilation de ses fonctions psychiques supérieures, l'exaltation de ses fonctions automatiques.

La suggestion détermine des mouvements, des phénomènes limités, elle fait disparaître des phénomènes morbides, mais elle est incapable de faire accomplir au sujet des actes dans lesquels entrent en jeu son être physique et son être moral complet; elle ne peut réglementer une vie, ni former un caractère (1).

La persuasion (méthode du Dr Dubois de Berne). — La persuasion, en s'adressant aux fonctions psychiques supérieures, possède une action à laquelle ne peut prétendre la suggestion. Cette méthode cherche à relever l'énergie physique, morale et intellectuelle du malade,

____

(1) J. Camus et Pagniez, Isolement et psychothérapie, Paris, 1904.

elle cherche à lui faire reprendre confiance, à lui rendre le goût de l'existence.

LA RÉÉDUCATION DE LA VOLONTÉ (méthode du Dʳ Vittoz, de Lausanne). — Par cette méthode le médecin peut prétendre à une *véritable rééducation* non seulement de la volonté et de l'énergie physique et morale, mais encore de la valeur intellectuelle du malade.

Là encore, pour obtenir de cette méthode psychothérapique tout le résultat voulu, il faut que la cure soit confiée à un médecin qui en ait l'habitude et qui puisse persuader avec toute son autorité et tout son prestige.

Or, dans l'entéro-névrose membraneuse, lorsqu'elle ne date pas de trop longtemps, lorsqu'elle ne s'est pas compliquée d'infection intestinale par stase trop prolongée des matières, comme j'en ai vu quelques cas, le traitement dirigé contre l'état nerveux suffit pour rétablir du même coup l'équilibre des nerfs et celui du tube digestif.

Voilà pourquoi actuellement, lorsque je suis consulté par un malade atteint d'entéro-névrose membraneuse, je l'envoie, si c'est un nerveux accidentel, faire une cure de Weir-Mitchell ; si c'est un nerveux constitutionnel, je lui conseille de faire sa cure dans un sanatorium où la méthode du Dr Dubois est employée.

II. — TRAITEMENT DE L'ENTÉRITE MUCO-MEMBRANEUSE.

A. — *PROPHYLAXIE DE L'ENTÉRITE MEMBRANEUSE.*

Nous avons vu que, parmi les causes prédisposantes de l'entérite, nous devions envisager avant tout les habitudes alimentaires.

Alimentation maigre. — *L'usage de la nourriture azotée* (viande et œufs), *commencée trop tôt et prise en trop grande quantité*, favorise les putréfactions intestinales et l'infection consécutive du côlon.

On peut donc prévenir l'invasion de l'entérite :

Pour l'enfant : En diminuant considérablement l'alimentation carnée, en ne donnant de la viande qu'à partir de deux ans et au plus une fois par jour et en petite quantité. En ne donnant la viande qu'au milieu du jour et pas le soir avant le coucher. Enfin, en ne permettant qu'aux adolescents de manger de la viande deux fois par jour et d'une façon très modérée.

Pour l'adulte : En évitant de manger habituellement plusieurs viandes au même repas, surtout le soir. Mais il n'y a aucune raison scientifique pour préférer les viandes blanches aux viandes rouges, comme nous le verrons encore.

En ne mangeant que des viandes très cuites, et en évitant les viandes saignantes, le gibier de poil et de plume et toutes les viandes avancées ou faisandées.

En évitant enfin l'excès pour les bouillons, les potages gras, les *beeftea*, les gelées de viandes, les jus et sauces fortes, les extraits de viandes, les peptones, etc.

√ L'abus des œufs présente les mêmes inconvénients que celui de la viande. Il faut donc, dans le régime habituel, considérer les plats d'œufs, ou contenant une forte proportion d'œufs, comme s'ils étaient des aliments carnés et les envisager comme remplaçant complètement la viande.

Enfin, il y aurait grand avantage au point de vue prophylactique, comme le fait observer Lucas Championnière, *à revenir à l'usage systématique et périodique du maigre* que l'on tend de plus en plus à abandonner.

Il est bien probable, dit cet auteur, qu'au début comme pour beaucoup d'autres prescriptions religieuses, la pratique du maigre et du jeûne n'a été qu'une pratique hygiénique, destinée à combattre les abus de l'alimentation azotée. Pour les familles dans lesquelles l'entérite règne et a déjà atteint plusieurs membres, l'alimentation sera essentiellement maigre, avec, de temps en temps, une ou deux fois par semaine, un repas gras.

Enfin on ajoutera aux repas de viande l'action désinfectante des pâtes alimentaires.

Purgations périodiques. — Nous avons examiné l'influence des différentes espèces de constipation sur l'entérite, et quoique cette influence ne soit pas prépondérante, la constipation habituelle doit être soigneusement combattue.

Mais à côté de cette indication précise, la purgation est-elle à conseiller comme moyen prophylactique contre l'entérite? Un fait est bien certain, c'est que le purgatif répété et périodique une fois par semaine ou deux fois par mois constitue un excellent moyen de nettoyer l'intestin, et de diminuer les putréfactions intestinales et les chances d'infection.

La manie de la purgation, qui a été si bien stigmatisée par Molière et qui semblait être le grand cheval de bataille de tous les médecins de ce temps, n'était-elle peut-être pas une nécessité créée par les nombreuses affections intestinales que l'on observait alors.

Sous l'influence de ce remède excellent, les affections intestinales sont devenues beaucoup plus rares et la purgation périodique ne répondant plus à un but est devenue ridicule.

Mais qui sait si l'oubli des purgations fréquentes n'est pas une des causes de cette recrudescence d'infections intestinales sous forme d'entérite ou d'appendicite que constatent tous les médecins d'un certain âge.

Qui sait, si cela continue avec cette progression rapide, si nous ne serons pas tous obligés d'y revenir (Lucas Championnière).

Arthritisme. — Les arthritiques et leurs familles sont des prédisposés à l'entérite, comme nous l'avons vu.

Ils doivent donc soigneusement éviter :

a. LES INTÉRIEURS. — La cervelle, le ris de veau, les rognons, le foie, les tripes, car ce sont des aliments riches en nucléine qui augmentent la production des acides urique et oxalique.

b. LES LÉGUMINEUSES. — Lentilles, pois, haricots, fèves, flageolets, etc.

c. LE CHOCOLAT. — Le cacao et le chocolat cru et cuit sous toutes ses formes.

Éviter l'excès de viande et d'œufs, qui augmente l'acidose du sang.

Éviter les aliments d'épargne : vins, bières, café. Éviter les excès de thé.

Éviter les boissons gazeuses : champagne, cidre, bière, eaux minérales, siphons, etc.

Éviter l'excès de sucre et les sucreries.

Rechercher le bon air, le mouvement, le sport modéré.

Avoir une vie régulière. Éviter la constipation.

B. — *TRAITEMENT DE L'ENTÉRITE SECONDAIRE.*

Nous l'avons vu, les causes de l'entérite se-condaire sont nombreuses, elles agissent ou en diminuant les défenses de l'organisme, ou bien en augmentant les putréfactions intestinales.

1. — Causes diminuant les défenses de l'organisme.

Ce sont la rougeole et la grippe, peut-être la fièvre typhoïde et la malaria, qui, s'accompagnant d'une hypoleucocytose importante, permettent aux microbes intestinaux de pulluler et souvent d'infecter la muqueuse du côlon.

Dans ces maladies, l'alimentation sera donc particulièrement surveillée, les bouillons pendant la période fébrile de la maladie, la viande et les œufs pendant la convalescence seront évités, les potages de céréales préférés au lait pur.

Les troubles intestinaux seront soigneusement surveillés et immédiatement traités par les astringents (tannigène, tannalbine) et les lavages intestinaux, s'ils persistent quelques jours.

2. — CAUSES AUGMENTANT LES PUTRÉFACTIONS INTESTINALES.

Maladies chroniques du nez. — Lorsqu'un malade présente à côté de son entérite membraneuse bien typique des maladies chroniques du nez (catarrhe chronique, polypes, ozène), de la sinusite ou des maladies chroniques de la gorge comme des végétations, l'indication bien précise qui en découle est qu'un traitement local préalable est indispensable si l'on veut obtenir une guérison définitive.

J'en ai vu des cas nombreux, qui, très améliorés par le traitement, avaient des rechutes continuelles coïncidant toujours avec des reprises de leur mal local et qui n'ont été guéris définitivement que par la cure radicale de leur affection naso-pharyngée.

Parasites intestinaux. — Nous avons vu que la grande fréquence des parasites intestinaux chez les enfants normaux d'un côté, de l'autre la fréquence relativement considérable des entérites sans parasites intestinaux nous oblige à admettre que ces parasites ne jouent qu'un rôle restreint dans l'étiologie de l'entérite.

Mais de là à prétendre que les parasites n'ont aucune importance, et que l'on doit négliger leur présence, il y a loin et le Dr Guiart et le prof. Blanchard en donnaient, il y a quelques mois à peine, des preuves convaincantes (1).

Les *Tæniadés* peuvent augmenter les phénomènes de putréfaction, ils peuvent causer des spasmes fort douloureux qui favorisent l'infection de l'intestin et l'entérocolite qui en est la conséquence.

Même certains tænias armés comme le *Tænia nana* que l'on peut trouver en quantité énorme dans l'intestin peuvent provoquer à eux seuls l'entérocolite dysentériforme, en lésant et irritant la muqueuse intestinale et en ouvrant ainsi la porte à l'infection, comme Concetti, de Rome, l'a démontré.

(1) *Bulletin Ac. méd.*, 1906, n° 27, p. 17.

Nous avons nous-même vu à deux reprises une entérocolite membraneuse très douloureuse, présentant à l'examen des selles des œufs de *Tænia*, être considérablement améliorée par l'administration de 8 grammes d'extrait éthéré de fougère mâle, dose que nous employons en général chez l'adulte et qui amena l'expulsion d'un Tænia solium dans le premier cas, d'un bothriocéphale dans le second.

Les *nématodes* sont beaucoup plus dangereux au point de vue de l'infection. Les uns, l'ascaris et l'oxyure, sont pourvus de nodules chitineux péribuccaux qui peuvent léser la surface de la muqueuse ; les autres, le trichocéphale et l'ankylostome, ont de véritables appareils dentaires qui peuvent s'implanter sous la muqueuse et se nourrir de sang.

Tous, par ce mécanisme, irritent l'intestin, favorisent les spasmes douloureux et provoquent l'infection de la muqueuse par les microbes anaérobies.

Sans doute, grâce aux défenses énergiques de l'intestin, ce n'est que dans l'infime minorité des cas que le parasite réussit à déterminer véritablement une entérite.

Il n'en est pas moins vrai que chaque fois que l'on trouve des œufs de *nématodes*, lors de l'examen des selles d'un entéritique (1), examen qui doit précéder tout traitement, nous estimons qu'il faut en débarrasser immédiatement le malade.

Nous employons chez l'entéritique :

Pour les *lombrics*, la santonine à la dose de 0,01 à 0,05 centigrammes deux ou trois fois suivant l'âge, suivie d'un purgatif comme le sirop de figues *Califig*.

Pour les *oxyures*, la santonine à l'intérieur aux mêmes doses et les lavements d'ail ou de naphtaline.

Pour l'*ankylostome*, l'extrait frais de fougère mâle, à la dose de 2 à 8 grammes suivant l'âge, ou le thymol.

Pour le *trichocéphale*, nous avions toujours été satisfait de la fougère et nous avions craint d'employer le thymol, trop irritant pour une muqueuse déjà enflammée.

(1) Voyez GAULTIER, Précis de coprologie clinique, Paris, 1906.

Depuis deux ans, engagé par la publication du D\ Guiart sur l'innocuité du thymol, nous l'avons administré, comme lui, à la dose de 3 capsules de 1 gramme par jour, données à une heure d'intervalle et trois jours de suite.

On évitera avec soin, pendant ces trois jours, l'alcool et les graisses capables de dissoudre le thymol et de le rendre irritant.

Je n'ai pas observé, jusqu'à présent, de complications à la suite de ce traitement.

Ulcérations intestinales. — Les ulcérations intestinales et surtout les tumeurs ulcérées jouent un tel rôle dans la production des entérites membraneuses secondaires qu'il faut y penser dans tous les cas *chez l'adulte et ne diagnostiquer une entérite membraneuse primaire que quand cette cause peut être exclue.*

Ici l'intervention chirurgicale s'impose et si l'extirpation est impossible, l'entéro-anastomose ou l'anus contre nature sus-pubien (Roux) pour les tumeurs rectales pourront prolonger la vie de bien des mois et même de quelques années (2 à 3 quelquefois) et rendre cette vie très supportable en supprimant les souffrances causées par les ulcérations et les malaises si pénibles qui accompagnent l'entérite.

Stase du contenu digestif. — C'est là la cause la plus importante de l'entérite secondaire. C'est aussi celle qu'il faut envisager avec le plus de soin, car elle peut être radicalement guérie par le traitement pathogénique, pourvu qu'on lui applique bien l'indication spéciale résultant de l'étude des nombreuses causes qui toutes conduisent à la stase.

Stase stomacale. — Lorsqu'il s'agit d'un *rétrécissement vrai du pylore* avec gastrectasie secondaire ; que le rétrécissement soit causé par une cicatrice, par de la linite ou par un carcinome, il peut se produire, nous l'avons vu, une entérite secondaire considérable dont les symptômes sont si prédominants qu'ils empêchent souvent de penser à la cause véritable.

Dès que la cause sera reconnue, on instituera,

pendant quelque temps, le traitement de la stase gastrique : Repos au lit et plus tard la sangle ; les cachets ou solutions alcalines ; le régime lacto-farineux sec ; la boisson en lavements. Si ce traitement ne donne pas de rapides succès, on conseillera la gastro-entérostomie.

Lorsqu'il s'agit *d'un rétrécissement spasmodique* du pylore suffisamment ancien pour avoir produit l'hypertrophie du sphincter et un rétrécissement vrai, les indications seront les mêmes.

Lorsqu'il s'agit, au contraire, *d'un spasme pylorique simple d'origine nerveuse* avec entérite secondaire, la gastro-entérostomie donne de mauvais résultats.

Une cure de lit et d'isolement, une suralimentation lacto-farineuse, les maillots froids, l'électricité, la photothérapie rendent de bien meilleurs services.

Dans tous ces cas, que le traitement soit médical ou chirurgical, qu'il consiste en rayons lumineux, en électricité ou même en suggestion avec ou sans hypnose, comme dans le

spasme nerveux, nous verrons que, parallèlement à la guérison des troubles stomacaux, les
fonctions intestinales vont recouvrer leur cours
normal; les douleurs disparaîtront, les glaires
ou les muco-membranes cesseront complètement de se montrer.

Stase intestinale. — L'*entéroptose* produit,
nous l'avons vu, soit par ses coudures, soit par ses
spasmes, des stases intestinales et peut provoquer à elle seule l'entérite muco-membraneuse.

Le traitement de la ptose par le repos au
lit, par les moyens de contention et la reconstitution de la paroi abdominale exercent toujours sur l'entérocolite la plus heureuse
influence et dans un certain nombre de cas
suffisent à assurer la guérison.

Repos au lit. — Le repos au lit complet,
pendant un certain temps, est indispensable
dans les ptoses graves. Puis on prescrira le
repos au lit intermittent, c'est-à-dire une
demi-heure de repos étendu avant et une heure
et demie après chaque repas. Entre les repas,
la chaise longue.

Plus tard, enfin, on se contentera de prescrire le décubitus dorsal ou latéral droit, une heure après chaque repas.

MOYENS DE CONTENTION. — Pendant la durée du séjour au lit, on exercera une compression dans la portion sous-ombilicale de l'abdomen au moyen d'un petit coussinet ou d'une forte couche de ouate formant tampon et maintenue par un bandage de corps lacé derrière ou sur le côté.

Lorsque le malade peut se lever, on lui ordonnera soit la sangle de Glénard, soit la ceinture élastique pelvienne.

Sangle de Glénard. — C'est une bande élastique, suffisamment ferme, plate, de 14 à 16 centimètres de hauteur, à bords rectilignes et parallèles avec échancrures facultatives par ourlet élastique au niveau des trochanters, serrée en arrière par trois boucles, et munie de sous-cuisses ou de jarretelles fortes chez la femme.

L'appliquer à la partie la plus déclive de l'abdomen en entourant le bassin de telle façon que le bord supérieur de la ceinture se trouve à quatre travers de doigt *au-dessous* de l'ombilic et que le bord inférieur repose en avant sur le pubis et se trouve en arrière à deux travers de doigt *au-dessus* du pli fessier.

Chez les personnes très maigres, il est quelquefois utile de munir la sangle soit de larges

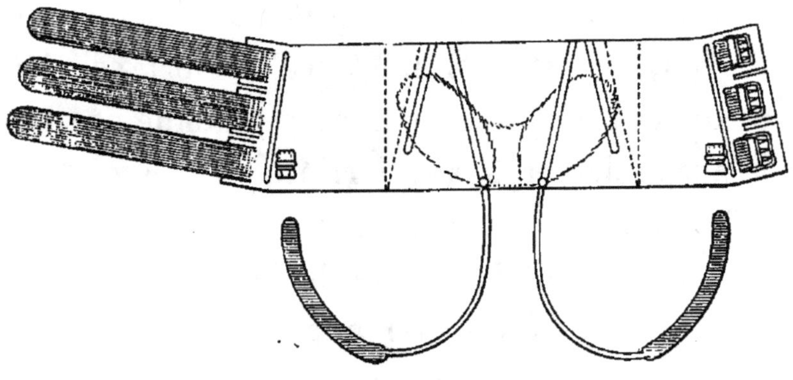

Fig. 3. — Sangle de Glénard modifiée.

pelotes au niveau de chacune des deux fosses iliaques, soit d'une pelote semi-lunaire comprimant et relevant l'hypogastre et les fosses iliaques.

La sangle de Glénard a, chez les personnes à hanches larges, une grande tendance à remonter. On peut l'éviter *en coupant les bords postérieurs obliquement, de manière que le bord supérieur de la sangle soit plus court que le bord inférieur*, afin de corriger l'écartement des trochanters. (Fig. 3.)

La sangle sera munie de baleines antérieures et, chez les personnes très fortes, de baleines latérales, pour éviter les plissements de la sangle. Dans quelques cas graves, je me suis bien trouvé de l'emploi de deux sangles imbriquées l'une sur l'autre.

Chez la femme, l'action de la sangle sera complétée par un corset abdominal qui s'imbrique sur la sangle, et je me suis fort bien trouvé pour cela du *corset-ceinture élastique* que l'on trouve à la *Samaritaine*.

Ceinture élastique. — Elle est faite d'une seule pièce en tissu élastique épais et s'applique comme un caleçon de bain. Elle est beaucoup plus agréable à porter, mais beaucoup moins efficace que la sangle de Glénard et ne peut être employée que dans les cas légers d'entéroptose.

RECONSTITUTION CHIRURGICALE DE LA SANGLE ABDOMINALE. — Dans les cas d'éventration complète, elle peut être indiquée et donne, assure-t-on, de très bons résultats. Je n'ai pas eu l'occasion de le vérifier.

Obstructions chroniques de l'intestin. —
Elles réalisent au plus haut point toutes les
causes produisant la stase des matières et l'infection consécutive de la paroi intestinale.
Aussi l'entérite chronique glaireuse ou membraneuse est-elle constante dans la stase intestinale.

Le traitement médical est sans doute utile,
mais il ne saurait jamais être curatif dans ces
cas, seule l'intervention chirurgicale pourra
réaliser le traitement pathogénique indispensable.

Dès que la cause de l'obstruction aura été
reconnue, l'extirpation, ou, si elle n'est pas
possible, l'entéro-anastomose, rétabliront le
cours naturel des matières et on sera stupéfait
de voir avec quelle rapidité les symptômes vont
se modifier et s'atténuer. Sans doute, l'infection intestinale persiste encore quelque temps,
mais le traitement médical diététique et thérapeutique en aura rapidement raison.

Appendicite. — Nous avons examiné avec
soin les rapports qui existent entre l'appendice

et la colite muco-membraneuse et nous avons distingué ces colites en colites préappendiculaires et postappendiculaires.

COLITE MEMBRANEUSE PRÉAPPENDICULAIRE. — Cette colite, cause d'appendicite, existe sans aucun doute. Elle résulte de la propagation à l'appendice de l'infection de l'intestin.

Il est cependant utile d'ajouter qu'elle peut être facilement confondue avec une poussée aiguë d'entérocolite à localisation cæcale. L'appendicite postentéritique peut être :

1° *Une périappendicite postentéritique* avec tous ses symptômes péritonéaux ; l'indication bien précise qui en découle est l'extirpation de l'appendice à froid. Il demeurera bien entendu, et cela contrairement à l'opinion de la majorité des chirurgiens, que cette opération évitera au malade les grands dangers que peut lui faire courir une nouvelle poussée périappendiculaire, mais qu'elle n'aura et qu'elle ne peut avoir une influence sur la guérison de l'entérite.

C'est pour n'avoir pas fait ces réserves que nous voyons actuellement tant d'entéritiques, non guéris par l'appendicectomie, revenir à la médecine en disant que le chirurgien les a trompés et leur a fait faire une opération absolument inutile, quand ils n'ajoutent pas nuisible.

Marfan, Langenhagen, Mathieu ont observé de nombreux cas d'entérite non guérie par l'ablation de l'appendice. Dans ces huit dernières années, nous en avons vu 132 cas, qui tous sont venus se soumettre à un traitement, n'ayant éprouvé aucune amélioration de l'intervention chirurgicale.

2° *Une appendicite simple postentéritique*, le plus souvent subaiguë ou chronique. Dans cette forme, il y a une inflammation lente et progressive de la muqueuse appendiculaire seulement, la séreuse étant peu ou pas touchée ; son épaississement étant du reste un moyen de défense contre les poussées subséquentes.

C'est dans cette forme que le traitement médical des grands lavages à l'ichtyol, proposé par mon excellent ami et collègue, le professeur Bourget, est particulièrement indiqué, car, par la désinfection du cœcum qu'il amène, il évite les poussées secondaires dans l'appendice.

Si cependant l'appendice est trop infecté, si, malgré le traitement médical, les poussées appendiculaires se reproduisent, je conseille l'ablation à froid de l'appendice.

Je ne manque jamais de dire au malade que cette intervention chirurgicale est destinée uniquement à le préserver d'une poussée aiguë, peut-être fort dangereuse, mais que l'opération ne pourra qu'améliorer l'entérite en supprimant un foyer d'infection, qu'elle ne pourra en aucun cas la guérir et qu'elle devra être traitée après.

Colite membraneuse postappendiculaire. — Nous avons vu que l'appendicite pouvait produire de la colite, ou bien par propagation de l'infection de l'appendice à l'intestin ou bien par stase intestinale causée par les reliquats d'une périappendicite.

Dans ces deux cas, l'opération, en détachant les adhérences, en extirpant l'appendice, amènera la guérison le plus souvent rapide de l'entérite secondaire.

Sans doute, lorsque l'infection est déjà ancienne, les symptômes de colite ne disparaissent pas de suite. Il faut souvent un traitement médical de plusieurs mois pour y arriver; mais ce qu'il faut ajouter et faire remarquer au malade, c'est que, sans l'opération, la guérison de son entérite n'aurait pas pu être obtenue.

Fissure à l'anus. — La dilatation forcée de l'anus dans les cas de fissures, la dilatation anale et l'injection des hémorroïdes avec l'acide phénique (Roux), comme je l'ai observé encore tout dernièrement, suppriment aussi les symptômes de l'entérite secondaire, en supprimant le spasme rectal et la stase consécutive.

Foie. — L'hépatoptose et la péricholécystite peuvent produire de la stase intestinale mécanique avec de l'entérocolite membraneuse secondaire.

Dans le premier cas, la sangle de Gléhard, dans le second, la cholécystotomie avec libération des adhérences pourront permettre à une entérite résistant à tout traitement de guérir rapidement, comme nous en avons cité un cas.

Lorsqu'il s'agit d'une calculose des canaux biliaires ou de la vésicule biliaire coïncidant avec une entérite membraneuse, la question est beaucoup plus difficile.

Notre expérience personnelle est trop réduite pour pouvoir trancher la question de l'influence de la calculose sur l'entérite, et par conséquent l'indication thérapeutique pathogénique nous paraît peu précise.

Comme il arrive cependant assez souvent que l'on confonde cliniquement une péricholécystite simple avec une cholélithiase, il me paraît que la coïncidence de la calculose et de l'entérite doit plutôt faire pencher la balance en faveur d'une intervention chirurgicale.

Rein. — La néphroptose peut provoquer une entérite membraneuse secondaire ; il est donc tout indiqué, lorsque ces deux maladies coïncident de prescrire au malade le repos au lit, puis dès qu'il peut se lever, de lui faire porter une sangle de Glénard avec pelote rénale qui, en soutenant l'intestin, apporte indirectement un appui au rein ptosé.

Lorsque la ptose est considérable et douloureuse la fixation chirurgicale du rein ptosé peut être indiquée. Weber a cité le cas d'une jeune fille qui était atteinte de ptose rénale avec entérite rebelle. Or, dix jours après la néphropexie, la colite avait disparu spontanément.

Utérus. — Les affections utéro-annexielles agissent sur l'intestin d'abord mécaniquement en produisant de la stase, ensuite en propageant l'infection utérine ou annexielle à l'intestin. Dans les deux cas, il peut se développer une entérite secondaire. Il en est de même dans la cystite et dans la prostatite chez l'homme.

Lorsqu'il s'agit d'une action mécanique : tumeur fibreuse comprimant l'intestin ; anciens reliquats de périmétrite ayant soudé l'utérus au rectum ; adhérences ou brides fixant et étranglant l'intestin, etc., l'intervention chirurgicale est tout à fait indiquée et donnera les meilleurs résultats au point de vue de l'entérite secondaire. Nous pourrions illustrer cette assertion par de nombreux exemples :

Nous avons vu plusieurs fois l'extirpation de gros fibromes permettre une guérison rapide d'entérites qui résistaient jusque-là à tout traitement diététique et médicamenteux et qui récidivaient avec une facilité désespérante pour la plus petite imprudence.

Nous avons vu le décollement sanglant avec débridement d'une périmétrite adhésive ancienne qui avait soudé le vagin et l'utérus avec le rectum dans toute leur longueur, traitée ensuite par des cures de massage énergique alternant avec des cures de bains salins, avoir raison non seulement des symptômes locaux d'une très ancienne entérite membraneuse, mais en même temps faire disparaître les symptômes d'une hystéro-neurasthénie grave qui l'accompagnait.

Nous avons vu, plus rarement il est vrai, le traitement mécanique ou chirurgical de prolapsus de la matrice et du vagin, de déviations de l'utérus qui avaient tiraillé ou comprimé un intestin déjà prédisposé à l'infection, améliorer les symptômes de l'entérite concomitante.

Lorsqu'il s'agit d'une infection propagée de l'utérus ou des annexes au côlon, le traitement local des métrites, des salpingites, des ovarites améliorera rapidement l'entérite secondaire.

Nous avons observé, à plusieurs reprises, des entérites chroniques à poussées désespérément récidivantes, malgré un traitement consciencieux, ne pouvoir guérir qu'en faisant suivre au malade un traitement local combattant l'infection utéro-annexielle, vésicale ou prostatique.

Nous avons ainsi terminé la longue énumération des causes de l'entérite secondaire et des indications thérapeutiques qui en découlent.

Lorsque la cause pathogénique de l'entérite secondaire est levée, l'infection de la muqueuse n'est pas pour cela supprimée et guérie du même coup, comme beaucoup de chirurgiens le croient.

Il est indispensable pour y arriver de passer au traitement médical qui peut déployer tous ses effets maintenant que la cause qui entretenait l'infection est supprimée et que l'entérite secondaire a été transformée en une entérite primaire.

C'est ce traitement qu'il nous reste à étudier.

C. — *TRAITEMENT DE L'ENTÉRITE PRIMAIRE*

FORMES CLINIQUES

Dans quelques cas rares, l'entérite membraneuse débute lentement et insensiblement et reste chronique, la constipation spasmodique, la sortie des muco-membranes et quelques coliques constituent toute la maladie. A peine pouvons-nous trouver dans l'anamnèse quelques petites crises aiguës légères, avec ou sans fièvre, mais qui n'interrompent en rien les habitudes du malade.

Dans une autre forme plus fréquente, après un début brusque ou lent, la maladie a une marche chronique pendant des mois et des années et ce n'est qu'après cette longue accalmie que l'on voit une poussée aiguë ou subaiguë de réinfection intestinale se produire.

Ces deux formes représentent les formes bénignes des auteurs.

Ce sont les formes refroidies de l'entérite.

Mais, le plus ordinairement, l'entérite débute par un stade aigu, puis l'inflammation se refroidit et passe dans le stade chronique. Après un espace de temps variable, suivant les cas, qui quelquefois n'est que de quelques jours, de quelques semaines ou de quelques mois, l'accumulation des matières putrides, démontrée par l'élévation progressive de la courbe des substances aromatiques urinaires, détermine une nouvelle poussée infectieuse avec tous ses symptômes morbides. Puis, après ce stade de chaleur, peu à peu, l'inflammation se refroidit, pour recommencer encore au bout de quelque temps, de la même manière.

Cette forme intermittente de l'entérite membraneuse constitue sa forme grave.

C'est l'entérite non complètement refroidie.

Nous aurons, au point de vue thérapeutique, à distinguer avec soin le traitement de l'entérite membraneuse à son stade chronique et le traitement des poussées aiguës ou subaiguës qui en interrompent le cours.

STADE CHRONIQUE

Les indications du traitement sont :

I. Modifier le bouillon de culture intestinal.

II. Combattre l'action putréfiante des microbes du côlon.

III. Évacuer les produits de la putréfaction du gros intestin.

IV. Combattre les symptômes prédominants qui accompagnent l'entérite.

L'infection de l'intestin, cause de l'entérite membraneuse, et l'auto-intoxication qui en est la conséquence seront ainsi combattues avec grandes chances de succès, si nous pouvons arriver à remplir ces trois indications.

1. — Modifier le bouillon de culture du gros intestin.

On a proposé pour cela trois moyens : l'antisepsie intestinale, l'asepsie alimentaire, enfin un régime alimentaire spécial.

A. — *Antisepsie intestinale*.

Une désinfection de l'intestin et de son contenu est physiologiquement impossible. Tous les auteurs, ou à peu près, sont unanimes à le reconnaître.

En France, à la suite d'un rapport de Bardet(1), une vive discussion s'engagea sur la question de l'antisepsie intestinale, et la plupart des auteurs se prononcèrent contre la possibilité ou même l'utilité de l'antisepsie du tube digestif.

En Allemagne, les expériences si concluantes de Fürbringer (2) avaient dès longtemps jugé la question. L'administration de doses, même massives, d'antiseptiques intestinaux ne diminua guère le nombre des microbes, et les minima qu'il observa furent toujours si considérables, qu'il lui fut imposible de conclure à une action désinfectante au sens bactériologique du mot.

On peut donc en conclure que la quantité et la qualité des germes intestinaux sont presque complètement indépendantes de la présence ou de l'absence d'antiseptiques intestinaux.

(1) BARDET, *C. R. de la Soc. thér.*, 1895.
(2) FÜRBRINGER, *Deut. med. Woch.*, 1887, p. 11.

B. — *Asepsie alimentaire.*

Cette méthode a été proposée en 1886 par Stern et consiste à n'administrer aux malades que de la nourriture stérilisée.

Ferrand y ajoute l'administration de laxatifs, plusieurs jours de suite, et Huchard prône dans ce but l'entéroclyse combinée avec la diète lactée. Ce sont là d'excellents moyens, mais qui ne peuvent conduire à une asepsie intestinale.

Albu (1) a soumis cette méthode à un contrôle sévère et voici ce qu'il a constaté. L'examen répété, à de nombreuses reprises, démontre que l'introduction de nourriture stérile ne diminue que bien peu la proportion des microbes intestinaux et ne modifie presque pas la proportion des sulfo-éthers dans l'urine.

Ce n'est qu'en combinant cette méthode avec des purgations journalières énergiques et avec l'entéroclyse qu'il observe une diminution de la flore intestinale et des sulfo-éthers urinaires.

Ces moyens sont donc de bons adjuvants,

(1) ALBU, *Deut. med. Woch.*, 1897, p. 509.

mais ils ne suffisent pas pour aseptiser l'intestin. C'est, de plus, une méthode difficilement applicable chez l'homme, si elle doit être prolongée longtemps.

C. — *Régime alimentaire spécial.*

Pour désinfecter l'intestin, il faut plus et il faut mieux : il faut arriver à saturer tout l'intestin, et cela du haut en bas et jusque dans ses plus petits recoins, d'une substance inoffensive pour l'homme et offensive pour les microbes, ou tout au moins qui les paralyse et les empêche de putréfier l'albumine. Or cette substance ne pourra être qu'un aliment.

On arrivera à ce but en changeant complètement le milieu de culture dans lequel vivent les microbes de l'intestin.

Cette idée de l'influence considérable du changement de régime sur la vitalité de la flore bactérienne intestinale n'est pas nouvelle, car Escherich l'avait depuis longtemps mise en lumière et elle est usitée depuis, en Pédiatrie, dans le traitement des maladies intestinales de l'enfant.

Cette méthode ne cherche donc pas à tuer les microbes de l'intestin, ni même à les détruire en partie. Elle cherche simplement à modifier le milieu dans lequel ces microbes vivent, se nourrissent, sécrètent les toxines et se reproduisent ; elle cherche ainsi, en leur coupant les vivres, à diminuer leur vitalité, leur activité et leur virulence.

Or, pour cela, que faut-il faire ? Il faut :

1° Trouver, parmi les aliments naturels eux-mêmes, ceux qui favorisent la vitalité des microbes et ceux qui leur sont nuisibles, les premiers sont les aliments putrescibles, les seconds sont les aliments antiputrides.

2° Diminuer dans le régime, et dans la mesure du possible, les aliments putrescibles et augmenter les aliments antiputrides.

I. — Aliments putrescibles et antiputrides.

A. — Quels sont les aliments putrescibles ?

Les aliments azotés. — Mais, tout d'abord, une question :

Comment peut-on reconnaître et doser les putréfactions intestinales?

Quelques explications sont indispensables :

Nous avons en effet démontré, dans un travail antérieur présenté à la Société de pédiatrie de Paris, en novembre 1902 et publié en 1904 (1), que la putréfaction microbienne de l'intestin faisait apparaître dans le tube digestif, à côté des toxines et parallèlement avec elles, des substances dites aromatiques : les oxyacides, le scatol, l'indol et les phénols. Nous avons ensuite décrit cette méthode dans notre ouvrage sur l'auto-intoxication intestinale (2).

Les toxines et les substances aromatiques s'éliminent par l'urine. Or, si les toxines ne peuvent y être facilement dosées, par contre, les substances aromatiques sont faciles à reconnaître et à doser et pourront servir *d'index et de mesure des toxines.*

En effet, la plupart de ces substances aromatiques se combinent dans le foie avec l'acide

(1) Auto-intoxication intestinale, diagnostic et traitement. (*Archives de médecine de l'enfance*, janvier et février 1904.)

(2) COMBE, *Auto-intoxication intestinale*, 1906, Paris, J.-B. Baillière et fils.

sulfurique et s'éliminent par l'urine sous forme de sulfo-éthers.

Les substances aromatiques se laissent ainsi facilement doser soit *sous forme de sulfo-éthers* (par précipitation et pesées), *soit en nature* (dosage du phénol et de l'indol) par la méthode colorimétrique d'Amann.

On a donc dans ces deux méthodes le moyen de doser la putréfaction intestinale, car elles en constituent l'index.

La putréfaction intestinale sera d'autant plus grande que l'on trouvera dans l'urine plus de sulfo-éthers ou plus d'indol ou plus de phénol.

Ceci bien posé, examinons l'influence des aliments azotés sur la putréfaction azotée.

Une longue série de travaux est venue démontrer l'influence considérable qu'exercent les aliments azotés sur la putréfaction intestinale.

Citons tout d'abord les recherches de Salkowski (1), de Jaffé (2) qui concluent tous deux que les putréfactions intestinales augmentent

(1) SALKOWSKI, *Deutsche Gesell.*, 1876, p. 138.
(2) JAFFÉ, *Virch. Arch.*, 70, p. 370.

d'une manière parallèle avec les quantités d'albumine ingérées.

Muller d'abord, Ortweiller ensuite (1) démontrent que sous l'influence de l'alimentation carnée, les produits de la putréfaction microbienne dans l'intestin, c'est-à-dire les substances aromatiques et spécialement l'indol et le phénol, apparaissent en quantité considérable dans l'urine.

Backmann (2) répète ces expériences et les complète en étudiant l'action des œufs, et voici ses résultats :

```
                                                   Sulfo-éthers.
   Ire série. Nourriture ordinaire.............   0,167
   IIe   —    Nourrit. ord. + 200 gr. œufs......   0,184
   IIIe  —    Nourrit. ord. + 120 gr. viande.....  0,234
```

On le voit, les sulfo-éthers augmentent avec les œufs, mais beaucoup moins qu'avec la viande.

Mester (3) étend encore ses recherches, en comparant l'effet de la viande fraîche et de la viande avancée :

(1) MULLER et ORTWEILER, *Diss. Kœnigsberg.*
(2) BACKMANN, *Zeit. f. kl. Med.*, XLIV, p. 409.
(3) MESTER, *Zeit. f. kl. Med.*, XXIV, p. 453.

		Sulfo-éthers.
Ire série. Aliment. ordinaire...............		0,058
IIe — Alim. ord. + viande..............		0,113
IIIe — Alim. ord. + viande avancée......		0,328
IVe — Alim. ord. + viande très avancée..		0,664

Nous concluons donc de ces recherches que :

1° *L'alimentation carnée augmente considérablement les putréfactions intestinales, et cela d'autant plus que la viande est moins fraîche.*

2° *Les œufs exercent la même action, mais à un degré beaucoup moindre.*

Les graisses. — Quelle est l'influence de la graisse sur la putréfaction azotée?

Pendant longtemps, on a cru qu'elle n'en avait aucune, mais les recherches modernes démontrent qu'elle exerce, au contraire, une action très appréciable.

Pemosch (1) démontrait déjà que la présence de graisse dans l'alimentation du lapin augmente les proportions de l'indol.

Nasse (2) fit toute une série d'expériences sur le chien, dont voici le résumé :

(1) Pemosch, *Diss. Kœnigsberg*, 1877.
(2) Nasse, *Pfluger's Arch.*, XXI, p. 170.

		Sulfo-éthers.
1er chien.	Ire série. 1 kil. viande..........	0,155
	IIe — 1 kil viande+500 gr. gr.	0,284

		Sulfo-éthers.
2e chien.	Ire série. 1 kil. viande.........	0,185
	IIe — 1 k. viande+500. gr. gr.	0,241

Backmann (1) complète ces recherches en étudiant l'influence des corps gras plus digestibles que les graisses de la viande ; je veux parler de la crème et du beurre.

Homme :

	Sulfo-éthers.
Ire série. Nourriture ordinaire...............	0,237
IIe — Nourrit. ord. + 135 gr. beurre....	0,284

Homme :

	Sulfo-éthers.
Ire série. Nourriture ordinaire...............	0,165
IIe — Nourrit. ord. + 181 gr. crème.....	0,193

Nous concluons donc :

1. *Les graisses mélangées à l'alimentation augmentent notablement la putréfaction azotée intestinale.*

2. *Le beurre et la crème exercent la même influence, mais dans des proportions beaucoup moins considérables.*

(1) BACKMANN, *Zeit. f. kl. Med.*, XLIV, p. 469.

B. — Quels sont les aliments antiputrides ?

L'alimentation antiputride est l'alimentation lacto-farineuse.

Là encore, il ne saurait être question d'une méthode empirique, mais bien d'une méthode scientifique basée sur de nombreuses recherches dont voici un court résumé.

1° Le lait et les laitages.

Le lait. — Le premier qui parle de l'action antiputride du lait est Poehl (1).

L'alimentation avec le lait caillé et même avec le lait cuit diminue notablement, dit-il, la proportion des sulfo-éthers dans l'urine.

Peu de temps après, Biernacki (2) vit la diète lactée diminuer l'excrétion des sulfo-éthers de 70 p. 100 :

	Sulfo-éthers.
Avant	0,220
Diète lactée	0,066

Mais ces auteurs, tout en constatant tous

(1) Poehl, *Mahli Jahresbericht*, 1887, p. 277.
(2) Biernacki, *Deut. Arch. für kl. Med.*, XLIX, p. 87.

deux ces faits et tout en insistant sur ce résultat si intéressant, n'en recherchèrent pas la cause.

Les premiers qui s'en préoccupèrent furent Hirschler et Winternitz.

Hirschler (1), dont nous citerons bientôt le travail intéressant sur les farineux, discutant les résultats de Biernacki, les attribue au lactose, substance encore plus facilement fermentescible, selon lui, que l'albumine et qui absorberait ainsi la faculté de fermentation des microbes de l'intestin.

Winternitz (2) commence d'abord par comparer les proportions de sulfo-éthers dans les diètes lactée et carnée, chez le même individu.

4 jours de diète lactée.		4 jours de diète carnée.	
Sulfo-éthers...	0,086	Sulfo-éthers......	0,344
—	0,078	—	0,360
—	0,073	—	0,355
—	0,073	—	0,366

Il y a donc trois fois plus de sulfo-éthers avec la viande qu'avec le lait, et dans les selles

(1) Hirschler, *Zeit. f. phys. Ch.*, X, p. 306.
(2) Winternitz, *Zeit. f. phys. Ch.*, XVI, p. 460.

de lait, on trouve de la leucine, de la tyrosine, des oxyacides, mais aucune trace d'indol, de scatol, ni de phénol ; c'est, du reste, ce que l'on trouve habituellement dans les selles des nourrissons.

Continuant ses expériences, Winternitz démontre que de tous les aliments azotés, le lait est celui qui résiste le mieux à la putréfaction. On n'y trouve, qu'après cinq jours, de la tyrosine ; l'acide paroxyphényl propionique après sept jours ; l'indol, le phénol et le scatol ne peuvent y être décelés, même après vingt jours.

Cette résistance à la putréfaction n'est pas due à la graisse du lait, elle n'est pas non plus due à la caséine, car si on prive le lait de son lactose, la caséine se putréfie avec la même rapidité que les autres substances albumineuses. Elle est donc due uniquement à la présence du lactose qui est la seule substance contenue dans le lait qui soit capable d'empêcher la putréfaction azotée du lait.

Pour expliquer ces faits, Winternitz émet les deux hypothèses suivantes : ou bien, comme le pensait Hirschler, le lactose accapare toutes les bactéries de l'intestin, et la caséine reste préservée, ou bien ce sont les produits de la fermentation du lactose, c'est-à-dire les acides lactique et succinique, qui paralysent les bacilles protéolytiques, qui putréfient la caséine.

Or, Bienstock (1) ayant démontré que, pour décomposer la caséine, il existe des bactéries protéolytiques spéciales qui n'ont aucune influence sur le lactose, Winternitz accepte la deuxième hypothèse.

Le kéfir. — Rovighi (2) continue cette série d'expériences en l'étendant au kéfir.

	Sulfo-éthers.
Avant le kéfir	0,210
Kéfir, 1 litre 1/2 par jour	0,211
— —	0,143
— —	0,130
— —	0,123

On le voit, les sulfo-éthers diminuent après quelques jours d'alimentation avec le kéfir

(1) BIENSTOCK, *Zeit. f. kl. Med.*, VIII, p. 1.
(2) ROVIGHI, *Zeit. f. phys. Ch.*, XVI, p. 30.

mais ils diminuent moins qu'avec le lait. Or, dans le kéfir, la plus grande partie du lactose étant transformée en acide lactique, l'action antiputride ne peut donc pas être due au lactose mais bien à l'acide lactique.

Winternitz a cherché à confirmer cette hypothèse en administrant d'abord de l'acide lactique pur, puis du lactose pur.

		Sulfo-éthers.
I.	Avant l'acide lactique	0,212
	Par jour : 15 gr. d'acide lactique	0,174
	— 15 gr. —	0,168
II.	Avant la lactose	0,230
	Avec 100 gr. de lactose	0,180
III.	Avant la lactose	0,410
	Avec 100 gr. de lactose	0,240

On le voit, dans ces trois expériences, contrairement à l'hypothèse de Winternitz, l'acide lactique diminue bien les putréfactions azotées, mais moins que le kéfir pur.

Le lactose diminue aussi les putréfactions, mais moins que le kéfir et beaucoup moins que le lait.

L'hypothèse de Winternitz n'est-elle donc pas exacte? Schmitz, en procédant avec un aliment nouveau, démontre qu'elle l'est, que c'était bien l'acide lactique qui avait une action antiputride et, en même temps, il donne l'explication des résultats si surprenants obtenus par Winternitz.

Le fromage frais. — Schmitz (1) entreprit toute une série de recherches avec le fromage frais.

Chez les animaux :

	Sulfo-éthers.
Avant	0,260
Par jour : 400 gr. fromage frais	0,096
— 1 000 gr.	0,049
— 1 500 gr.	0,022

Chez l'homme :

	Sulfo-éthers.
Avant	0,552
En 1 fois, 500 gr. fromage frais	0,352

Chez l'homme :

	Sulfo-éthers.
Avant	0,580
2 fois 225 gr. fromage frais	0,360
— 225 gr. — —	0,229
— 225 gr. — —	0,198

L'ingestion de fromage frais fait donc diminuer considérablement la putréfaction albumi-

(1) Schmitz, *Zeil. f. phys. Ch.,* XIX, p. 383.

neuse ; c'est même, d'après Baumann, l'aliment azoté qui posséderait cette fonction au plus haut degré, laissant bien loin derrière lui le lactose, l'acide lactique, le kéfir et même le lait caillé.

Schmitz examine ensuite chacune des substances contenues dans le fromage frais au point de vue antiputride.

La caséine de ce même fromage administrée seule, non seulement ne diminue en rien les sulfo-éthers, mais ceux-ci augmentent considérablement.

La graisse de ce fromage n'exerce sur la putréfaction aucune influence.

Reste le lactose. Le fromage privé de lactose *augmente les putréfactions azotées.* Nous devons donc bien attribuer l'action antiputride du fromage frais au sucre de lait qu'il contient, ou plutôt aux acides lactique et succinique qui se forment à l'état naissant, dans le trajet intestinal (1).

Mais pourquoi le fromage agit-il mieux que le lactose et l'acide lactique en nature?

(1) Schmitz, *Zeil. f. phys. Ch.*, XVII, p. 401.

Le fromage agit mieux que ces substances en nature, mieux que le kéfir et le lait, *parce qu'il protège mieux le lactose et l'acide lactique contre l'absorption trop rapide de la muqueuse intestinale*, et leur permet ainsi d'arriver jusque dans le gros intestin où ils peuvent déployer leurs qualités empêchantes.

Aussi, pour produire tout son effet, est-il préférable d'administrer cette substance, non pas en une fois, mais en petits repas distribués dans toute la journée. C'est ce que démontre l'expérience suivante due encore à Schmitz :

	Sulfo-éthers.
Avant	0,240
En 1 fois 1500 gr. fromage frais	0,071
En 2 fois — —	0,041
En 4 fois — —	0,022

Ces expériences de Schmitz ont été répétées et mises hors de toute contestation par Gussarow (1) et Nasarow (2), tous deux élèves de Nencki. Nasarow a pu même constater que de fortes doses de fromage frais diminuent considérablement le nombre des bactéries dans les selles.

(1) Gussarow, *Diss. Saint-Pétersbourg,* 89.
(2) Nasarow, *Diss. Saint-Pétersbourg,* 91.

Nous concluons donc de cette première série d'expériences :

1° Le lait, grâce aux acides succinique et lactique naissants, qui se forment aux dépens de son lactose, empêche la putréfaction de sa propre caséine et des autres aliments azotés avec lesquels il se trouve en contact ;

2° Cette action empêchante du lait se retrouve dans le kéfir, dans le lait caillé, mais surtout dans le fromage frais, parce que cet aliment est solide et protège mieux le lactose contre la résorption et lui permet de gagner les parties inférieures de l'intestin où les acides lactique et succinique, *in statu nascenti*, se forment peu à peu ;

3° Le maximum de l'effet est obtenu en distribuant la ration en petits repas et non pas en le donnant en un seul.

2° Les hydrates de carbone (1).

Les hydrocarbures. — C'est à Hirschler (2) que nous devons les premières recherches

(1) Hirschler, *Zeit. f. phys. Ch.*, X, p. 306.

(2) Nous continuerons à employer, à l'exemple de nombreux cliniciens, les abréviations : hydrocarbures ou hydrocarbones pour désigner les hydrates de carbone.

de l'influence des éléments hydrocarburés
sur la putréfaction albumineuse.

A. — SUCRES

Digestion artificielle.

Sucre de canne. — L'addition de sucre de
canne en quantité suffisante arrive à faire disparaître complètement les substances aromatiques d'une digestion artificielle de substances
azotées.

Glycérine. — Elle exerce la même action.

Dextrine. — La dextrine empêche, comme
le sucre et la glycérine, la putréfaction azotée.

Lactose. — Simnitzki (1) expérimente l'action
antiputride des différents sucres et il arrive à
la conclusion que le meilleur sucre antiputride
est le lactose, puis viennent le glycose et le
maltose, enfin le galactose. Avec 30 p. 100 de
lactose, il ne se produit ni indol, ni phénol,
ni ammoniaque, ni hydrogène sulfuré aux
dépens des albumines.

______

(1) SIMNITZKI, *Zeil. f. phys. Ch.*, 39, p. 111.

Digestion naturelle.

C'est par l'examen chimique des fèces que Hirschler a pu juger de la putréfaction.

Ici intervient un facteur que nous n'observons pas dans la digestion artificielle. En effet, les substances empêchantes, dans leur trajet intestinal, sont en partie transformées, en partie déjà absorbées dans l'estomac ou dans la partie supérieure de l'intestin grêle.

Il en résulte qu'une faible partie seulement de ces substances hydrocarbonées liquides arrive dans le gros intestin et que la plus grande partie de l'acide lactique qu'elles ont produit ayant été absorbée ne pourra agir sur le contenu du côlon.

C'est ce que démontrent les expériences suivantes :

Sucre de canne. — Deux chiens sont nourris avec 250 grammes de viande ; l'un reçoit en outre 50 grammes de sucre :

Dans le gros intestin : peu d'indol et de phénol, chez le chien au sucre ;

Dans le gros intestin : beaucoup d'indol et de phénol, chez le chien témoin.

Glycérine. — Deux chiens nourris avec 250 grammes de viande ; l'un reçoit en outre 10 grammes de glycérine.

Dans le gros intestin : peu d'indol et de phénol, chez le chien à la glycérine.

Dans le gros intestin : beaucoup d'indol et de phénol, chez le chien témoin.

Nous concluons :

1° Les sucres, spécialement le lactose, sont d'excellents aliments antiputrides ;

2° Les sucres n'arrivent pas à développer leur action empêchante dans le côlon, siège principal de l'entérite, car ils sont trop facilement résorbés dans les parties supérieures de l'intestin.

B. — FARINEUX

Les farineux sont les céréales, le riz, le manioc, le tapioca, le sagou, les semoules, les farines de ces céréales et les pâtes alimentaires.

Il ne faut pas les confondre avec les farines de légumineuses (lentilles, pois, haricots, fèves, flageolets, etc.), qui augmentent les putré-factions intestinales, grâce à la forte proportion d'azote qu'elles contiennent.

Digestion artificielle.

Farines de céréales. — Mais ce sont surtout les farines de céréales qui, mélangées avec des substances azotées et mises à l'étuve en digestion artificielle, empêchent toute formation de substances aromatiques même après six jours, alors que les substances témoins en contiennent des quantités considérables.

Digestion naturelle.

Farines de céréales. — Voici une première expérience due à Hirschler. Il choisit deux chiens nourris avec 250 grammes de viande et dont l'un reçoit 250 grammes de farineux en plus.

Dans le gros intestin : *pas* d'indol et de phénol, *pas* de scatol, chez le premier.

Dans le gros intestin : *beaucoup* d'indol, *beaucoup* de phénol, chez le chien témoin.

G. Hoppe Seyler (1) a fait une série d'expériences chez l'homme normal nourri d'abord avec de la viande seule, ensuite avec la même quantité de viande combinée avec une alimentation riche en farineux.

1re expérience :

	Sulfo-éthers.
200 gr. de viande	0,280
200 gr. de viande et peu de farineux	0,260

2e expérience :

	Sulfo-éthers.
200 gr. de viande	0,287
200 gr. de viande + 200 gr. de farineux	0,150

L'adjonction d'une petite proportion de farineux est presque sans influence sur la putréfaction.

A la dose moitié farineux, moitié viande, les farineux diminuent notablement la proportion des sulfo-éthers.

Krauss (2), dans une autre série d'expériences, commence par laisser jeûner le chien pendant six jours.

	Sulfo-éthers.	Indol.
6 jours jeûne	0,041	0,0002
500 gr. viande	0,163	0,050
500 gr. viande+500 gr. farineux.	0,084	0,020

(1) G. Hoppe Seyler, *Zeil. f. phys. Ch.*, XII, p. 21.
(2) Krauss, *Zeils. f. phys. Ch.*, XVIII, p. 173.

Là encore, diminution considérable de la putréfaction intestinale sous l'influence des farineux à dose de moitié.

Dans une série d'expériences faites à ma clinique, nous avons distribué la quantité de viande en trois repas et celle des farineux en cinq repas, en augmentant peu à peu la dose des farineux.

On obtient les doses d'indol suivantes :

		Indol.
Ire série, 200 gr. de viande		0,060
IIe — 200 gr. de viande + 400 gr. farine..		0,035
IIIe — 200 gr. de viande + 800 gr. —		0,020
IVe — 200 gr. de viande + 1 000 gr. —		0,005

On le voit, le maximum d'effet paraît obtenu lorsque la dose de farineux cuits représente 5 fois celle de la viande cuite.

Ellinger (1) étend l'étude de l'influence antiputride au riz.

		Indol.
1re période, jeûne complet		0,267
2e — 1 kil. viande		0,479 à 0,664
3e — 1 kil. viande + 250 gr. riz.		0,250 à 0,144

Les recherches d'Ellinger nous montrent que le riz exerce la même influence que les pâtes

(1) ELLINGER, *Zeit. f. phys. Ch.*, XXXVIII, p. 406.

alimentaires. Mais cette action est encore beaucoup plus considérable que celle des céréales.

Au milieu de cette longue série de travaux confirmant tous l'action antiputride des farineux, deux auteurs, Biernacki (1) et Eisentaedt (2), ont dernièrement émis quelques doutes sur leur action antiputride, mais Backmann (3) fait à leurs expériences des objections telles que nous ne pouvons guère nous arrêter à leur opposition.

Nous pouvons donc conclure de cette seconde série d'expériences :

1° Que les hydrocarbures doivent être considérés comme des substances empêchantes de la putréfaction azotée dans l'intestin ;

2° Que dans la digestion naturelle, les farineux (farines de céréales et leurs dérivés : les pâtes alimentaires) l'emportent sur tous les autres hydrocarbures, car ils sont moins facilement résorbés et pénètrent plus profondément dans

(1) Biernacki, *D. Arch. f. kl. Med.*, 49, p. 310.
(2) Eisentaedt, *Arch. f. Verdauungskrankheiten*, III, p. 1557.
(3) Backmann, *Zeitsch. f. kl. Med.*, 44, p. 469.

l'intestin en ne fournissant que peu à peu les acides lactique et succinique,

3° Que pour pouvoir saturer l'intestin de substances farineuses empêchantes, il faudra donner le maximum possible de farineux à chaque repas, où de l'albumine est ingérée (environ cinq fois son volume), et multiplier le plus possible le nombre de ces repas.

En résumé : le lait et les farineux représentent donc les aliments antiputrides.

C. — Quel est le régime antiputride.

Le régime antiputride est le régime lacto-farineux.

Comparons maintenant entre eux, *au point de vue du traitement de l'entérite*, les deux groupes d'aliments qui constituent ce régime antiputride, le groupe des aliments lactés et celui des aliments farineux, et nous allons bientôt voir que tout l'avantage reste aux farineux.

Le lait. — 1° Le *lait* contient en forte proportion une substance azotée, pouvant devenir la proie des bacilles protéolytiques.

2° Les *aliments lactés* (le kéfir, le lait caillé, déjà conseillé par Pœhl, en 1887, le fromage frais), contiennent tous une substance antiputride d'une activité indéniable, le lactose ; mais celle-ci est rapidement absorbée dans le trajet intestinal et la caséine encore indigérée et privée de sa substance antiputride continue à se putréfier au même titre que les autres aliments azotés.

3° Le lait est un excellent milieu de culture pour les bacilles protéolytiques. Or, ce sont ces bacilles qui prédominent presque exclusivement dans le côlon en état d'entérite. Aussi le lait favorise-t-il dans l'entérite la vitalité des microbes de la putréfaction.

4° *Dans l'entérite aiguë, le lait pur, c'est-à-dire non mélangé aux farineux, est donc absolument défendu*, car il entre en putréfaction, produit des gaz et des ballonnements, provoque des douleurs en irritant l'intestin et augmente beaucoup les évacuations glaireuses et les vomissements.

5° *Dans l'entérite chronique*, ou bien le lait pur est d'emblée nuisible, le malade se sent plus mal, a des vomissements, des diarrhées, et se plaint que le lait l'empoisonne, ou bien le lait paraît être supporté les premiers jours, mais bientôt l'appétit diminue, les coliques se produisent, la température s'élève et une poussée aiguë d'entérite se produit avec toutes ses conséquences.

La diète lactée exclusive ne saurait donc constituer le régime antiputride de l'entérite, car si le lait pur peut être employé avec avantage comme antiputride dans l'auto-intoxication intestinale ordinaire; si son action antiputride peut être utilisée dans l'albuminurie, il n'en est plus de même dans l'entérite.

Dans l'entérite, le lait pur, non mélangé aux farineux, est absolument contre-indiqué et n'est jamais longtemps supporté. Et cela à tel point qu'on peut presque en faire un symptôme de l'entérite, tant le fait est d'observation courante.

Il n'en est pas de même du lait mélangé aux farineux qui est beaucoup mieux supporté, comme nous le verrons encore.

Les farineux (farines de céréales, riz, pâtes alimentaires). — 1° Les farineux ne contiennent que des doses faibles d'azote et d'azote végétal, qui résiste beaucoup plus à la putréfaction.

2° Ils constituent eux-mêmes la substance antiputride, ou plutôt ils la contiennent en germe et ce n'est que peu à peu que les acides lactique et succinique se produisent, à mesure que le bol alimentaire progresse dans le tractus intestinal.

Il en résulte que la quantité de substance empêchante, loin de s'épuiser, comme le fait le lactose du lait, se reproduit à mesure que la vie bactérienne de l'intestin grêle devient plus intense.

3° Les farineux constituent un mauvais milieu nourricier pour les bacilles protéolytiques.

4° Les farineux facilitent, sans le provoquer, le travail de sécrétion et de digestion gastrique.

5° La digestion des farineux n'exige qu'une activité intestinale limitée, la ptyaline salivaire suppléant à l'insuffisance possible d'amylase pancréatique.

6° Les farineux sont admirablement supportés dans toutes les affections du gros intestin, lieu d'action prépondérante de la putréfaction azotée dans l'intestin et foyer de l'entérite.

Dans l'entérite, les farineux constituent donc l'alimentation antiputride par excellence, seule capable de modifier favorablement le milieu de culture intestinal.

Mais il faut, pour obtenir ce résultat, sature l'intestin d'hydrocarbures.

J'ai dit *saturer*, car il ne suffit pas, pour obtenir un effet, d'introduire simplement quelques farines dans l'alimentation, il faut, en cinq ou six repas, distribués dans la journée, gaver systématiquement le malade de farineux.

Il ne faut pas lui permettre d'introduire sa ration azotée (viande ou lait) sans que ces aliments soient accompagnés, ainsi que le montre l'expérience, d'à peu près cinq fois leur poids de farineux.

Ce n'est que de cette manière qu'on obtiendra de ce régime un effet antiputride dans l'intestin, mais on en sera récompensé par un succès réel et une transformation souvent merveilleuse du malade.

D. — Influence du régime antiputride sur les microbes intestinaux.

Le Dr Amann, chimiste et bactériologiste distingué de Lausanne, a bien voulu écrire le chapitre Microbiologie dans le travail sur l'*Auto-intoxication intestinale* qui a paru en 1906 (1).

Un point spécial de cette étude intéressant directement le sujet que nous traitons, nous le transcrirons ici.

Ce qu'il importe de faire ressortir, dit le Dr Amann, c'est le fait important qu'il y a un rapport direct et intime entre l'activité physiologique de l'intestin et la composition de la flore bactérienne.

Aussi, en suivant l'évolution de l'enfant à l'adulte, voyons-nous, à mesure que cette activité devient plus complexe, cette flore devenir aussi plus compliquée.

Chez l'enfant nourri exclusivement au sein, et à l'état normal, l'image microscopique est,

____

(1) COMBE (A.). *Auto-intoxication intestinale*, 1906, 1 vol. in-8 de 500 pages, avec figures.

comme l'ont démontré Escherich et après lui Tissier, des plus caractéristiques, en tant qu'elle montre la prédominance considérable ou presque exclusive d'une seule espèce, le *Bacillus bifidus* de Tissier (Coli bleu d'Escherich).

A mesure que l'alimentation se complique chez le nourrisson, nous voyons cette image se modifier et se compliquer aussi.

Chez l'enfant nourri au lait de vache, les espèces bactériennes sont non seulement différentes, mais aussi notablement plus nombreuses que chez le nourrisson au sein.

Avec l'introduction des potages farineux dans l'alimentation, on voit encore d'autres espèces (saccharolytes ou amylolytes) apparaître dans les selles, tandis que d'autres espèces diminuent ou disparaissent.

Ceci nous autorise à dire que la composition de la flore bactérienne de l'intestin est sous la dépendance directe de l'alimentation. Si un genre alimentaire devient très prédominant, la flore intestinale deviendra elle-même plus uniforme.

A l'alimentation carnée correspond une tout

autre flore qu'à l'alimentation riche en hydrates de carbone.

Tandis que, dans le premier cas, on constate la présence presque exclusive de bactéries protéolytes (*B. mesentericus, Proteus vulgaris,* etc.), dans le second, ce sont surtout les bactéries saccharolytiques ou amylolytes (*B. acidi lactis aerogenes, Clostridium butyricum Prazmowski,* etc.) qui dominent.

Dans l'alimentation mixte, par suite de la concurrence vitale, il s'établit entre les différentes espèces antagonistes un état d'équilibre correspondant aux conditions physiques et chimiques du milieu intestinal.

Or la prédominance considérable et prolongée de certains types aux dépens des autres, causée par une alimentation trop exclusive, entraîne après elle des inconvénients plus ou moins graves, au point de vue du bon fonctionnement de l'intestin d'abord, au point de vue de l'intoxication de l'organisme qui en résulte ensuite.

Cela est surtout vrai pour les protéolytes, à cause des toxines qu'ils sécrètent ; à un degré moindre aussi pour les saccharolytes, qui donnent naissance à des acides.

C'est pourquoi l'organisme cherche instinctivement à réagir contre une alimentation trop exclusive.

Aussi voyons-nous, comme Bunge et Noorden le font remarquer, une augmentation constante et considérable de la consommation des aliments sucrés aller de pair avec l'alimentation moderne, beaucoup trop riche en aliments azotés (viandes et œufs).

Il y a là une réaction instinctive de l'organisme, destinée à contrebalancer les inconvénients et les dangers qui résulteraient de la flore protéolytique trop uniforme qui en serait sans cela la conséquence forcée.

L'organisme cherche donc à se défendre, contre une alimentation trop exclusive, par une modification de régime.

Chose bien intéressante, le bactériologiste, qui ne voit pas le malade, arrive par l'étude biologique aux mêmes conclusions que le clinicien qui voit les maladies et en recherche les causes.

C'est dire combien le moyen que nous préconisons est bien logique et bien physiologique.

Quelle influence le régime lacto-farineux exerce-t-il sur la flore intestinale de l'entérite.

Amann a pu observer cette influence d'une manière suivie dans un cas d'entérite.

Il s'agissait de son propre enfant, âgé de 26 mois et qui, le 3 mars, à la suite de fautes de régime probablement, fut pris d'une poussée entéritique avec fièvre, abattement, somnolence et déperdition très rapide des forces et du poids.

3 mars. — Cultures sur gélose peptonisée et sucrée par ensemencement avec une dilution des selles prélevées avec les précautions usitées. Au lieu du colibacille que l'on obtient régulièrement dans ces conditions, et dont les colonies envahissent rapidement toutes les plaques, on trouve à côté de plusieurs colonies

---

Planche III. — Entérite infantile aiguë (Selles avant le traitement). *Proteus vulgaris* et *Bacillus fluorescens*. Coloration Weigert-Escherich. Préparation du Dr Amann.

de *Bacillus fluorescens liquefaciens* Flugge, une quantité de petites colonies d'un bacille très mobile, très allongé, que je me crois en droit d'identifier avec le *Proteus vulgaris* de Hauser. (Pl. III.)

19 mars. — L'enfant avait été tenu, pendant ces 15 jours, exclusivement au régime farineux, avec addition de 20 grammes de lactose par jour; il y avait dans son état une amélioration notable, et de nouvelles cultures faites dans les mêmes conditions ne donnèrent que des *B. coli* et des *B. lactis aerogenes*, le *Proteus* avait entièrement disparu.

24 mars. — Après la guérison presque complète de l'enfant, l'image microscopique montrait une prédominance de *B. bifidus* Tissier, le colibacille étant en minorité par rapport au précédent. (Pl. IV.)

Nous avons dans ce cas un exemple typique du remplacement des protéolytes facultatifs et pathogènes (*Proteus* et *B. fluorescens*) par les

---

Planche IV. — Entérite infantile aiguë (Selles après quatre semaines de traitement). *Bacillus bifidus* et *coli*. Coloration Weigert-Escherich. Préparation du Dr Amann.

amylolytes obligatoires (*B. lactis*, *B. coli*), puis par les espèces commensales (*B. bifidus*), que nous devons considérer comme normales.

Depuis lors, nous avons eu l'occasion de faire un nombre considérable d'observations analogues, qui n'ont du reste fait que confirmer les résultats déjà obtenus et publiés par Escherich et son école.

II. — Régime de l'entérite muco-membraneuse.

Telle est la théorie; examinons maintenant quelles sont en pratique les indications générales qui découlent de cette étude au point de vue du régime de l'entérite.

A. — Indications générales.

Aliments azotés. — 1° Diminuer le plus possible des aliments azotés, dans lesquels les microbes de l'intestin puisent leur nourriture.

2° Interdire complètement ceux des aliments azotés qui sont des milieux favorables au développement microbien et forment de véritables bouillons de culture.

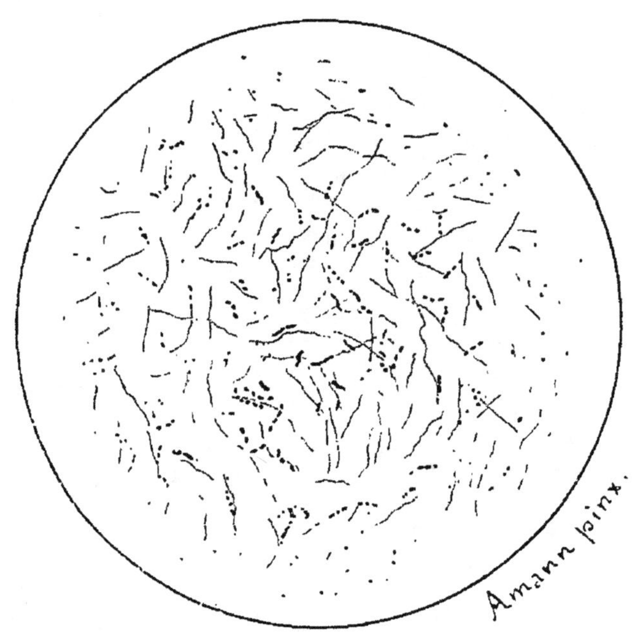

Entérite infantile aiguë
(Selles avant le traitement).

Proteus vulgaris et Bacillus fluorescens.
Coloration Weigert-Escherich. Préparation du Dr Amann.

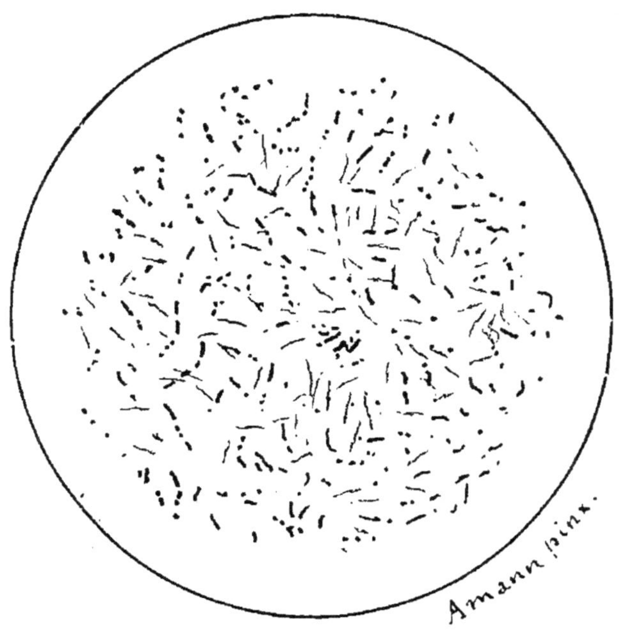

Entérite infantile aiguë
(Selles après six semaines de traitement).

Bacillus bifidus et Bacillus coli.
Coloration Weigert-Escherich. Préparation du Dr Amann.

3° Choisir, parmi les aliments azotés, de préférence les œufs comme étant moins putrescibles dans l'intestin.

Aliments gras. — 1° Éviter les graisses de viande, qui augmentent les putréfactions.

2° Choisir de préférence le beurre frais comme aliment gras, car son action est beaucoup moins nocive.

Aliments farineux. — 1° Introduire dans le régime une proportion aussi considérable que possible de farineux.

2° Dans l'entérite aiguë ou dans la forme chronique réchauffée en une poussée aiguë, le régime sera exclusivement farineux *pendant quelques jours*, car il joue dans l'entérite aiguë le même rôle que la diète hydrique dans le catarrhe aigu.

3° Dans la forme chronique refroidie, le régime antiputride sera mixte : lacto-farineux d'abord ; ensuite on ajoutera les œufs et la viande, en proportion très réduite.

4° Dans le régime lacto-farineux, le lait est

mélangé aux farineux, mais avec prédominance des hydrocarbures; il est ainsi beaucoup mieux digéré et supporté que le lait pur, et cela, grâce au fractionnement du coagulum massif dû au lait de vache, grâce ensuite à l'action anti-putride des farineux qui se joint au lactose du lait, grâce enfin au fait que ce lactose est protégé contre l'absorption par les farineux.

La seule difficulté, mais grande, lorsqu'on se trouve en présence d'un nouveau cas, est de savoir quelle est la proportion de lait que le malade pourra supporter, car elle est variable suivant la personne, et, chez la même personne, elle varie suivant le stade de refroidissement de la maladie intestinale.

On commencera donc par une proportion assez forte, afin de tâter la susceptibilité.

Mais cette quantité, en cas d'intolérance gastrique ou intestinale, sera peu à peu diminuée jusqu'à ce que tout symptôme d'intolérance ait disparu, ce que l'examen des selles permettra bientôt de juger.

Nous pouvons donc affirmer que, dans la forme chronique de l'entéro-colite membraneuse, le régime lacto-farineux est le régime antiputride par excellence.

Or, ce régime est depuis bien des années employé par les médecins allemands dans des cas analogues, entre autres par Albu, Gravitz, Rosenheim, Senator, Ewald, Schweninger, etc.

Rosenheim l'a, depuis longtemps, substitué au régime végétarien exclusif « qui lui paraît nuisible, parce qu'il renferme une quantité d'albumine insuffisante et ensuite parce qu'il diminue la résistance aux infections ».

Ce régime lacto-végétarien (lait, beurre, pâtes alimentaires) complété par des jaunes d'œufs, aliment peu azoté et très riche en substances grasses, lui paraît indiqué dans le traitement secondaire de l'ulcère de l'estomac et dans toutes les affections du gros intestin depuis la simple colite membraneuse jusqu'aux plus graves lésions dysentériques.

Senator l'utilise dans la colite muco-membraneuse, les insomnies nerveuses et certaines maladies de la peau, de nature intestinale.

Nous ne prétendons donc nullement à une

priorité quelconque en préconisant cette méthode, car nous n'avons fait qu'appliquer, en le systématisant et en l'étendant, un moyen diététique dès longtemps connu, accepté et recommandé en Allemagne.

Nous sommes très heureux de l'avoir fait connaître et adopter en France, où il n'était pas employé.

B. — Règles générales.

1° *Manger lentement et mâcher avec soin.*

Le régime sec et surtout la nécessité de manger des flutes avec le régime lacto-farineux obligent le malade à bien mâcher, s'il ne veut pas s'étrangler.

Il n'en est pas moins vrai que le Dr Fletscher a grandement raison en assurant qu'une nourriture bien mâchée est à moitié digérée et l'on ne saurait trop recommander au malade ce fletscherisme là.

2° *Ne pas boire en mangeant, ni manger en buvant.*

La séparation des liquides et des solides est

un des grands principes des régimes de notre maître, le professeur Schweninger. Presque tous les dyspeptiques s'en trouvent fort bien, et pour peu qu'on ne *boive pas du tout* aux repas solides, on s'y habitue très vite et sans aucune difficulté.

L'explication de cette pratique, vérifiée par tous ceux qui s'occupent de dyspepsie, nous a été donnée par le Dr Leven (de Paris) dans une très intéressante étude sur la radioscopie gastrique. Ce sagace observateur a pu se rendre compte sur l'écran qu'un estomac se vide en quarante minutes lorsqu'il ne contient que du liquide alors qu'il lui faut trois à quatre heures s'il y a mélange de liquide et de solide. Voilà déjà une première raison pour conseiller cette méthode, mais dans l'entérite il y en a une seconde.

Rovighi (1) a démontré que la séparation des liquides et des solides diminuait beaucoup la putréfaction azotée, c'est pour cela que nous appliquons avec rigueur cette séparation dans tous les cas d'entérite.

(1) Rovighi, *Zeit. f. phys. Ch.*, XVI, p. 30.

Sulfo-éthers.

A jeun... 0,008
3 h. après repas avec beaucoup de liquide... 0,031

Après 4 jours :

A jeun... 0,008
3 h. après repas avec beaucoup de liquide... 0,037

Le lendemain, à jeun, l'intoxication continue encore :

A jeun.................................... . 0,026
3 h. après repas sec..................... 0,014

Schumann (1) expérimentant sur lui-même, en prenant exactement la même ration alimentaire solide, trouve dans :

Sulfo-éthers
en moyenne.

3 jours repas secs........................ 0,107
2   —   avec 1 500 gr. eau.............. 0,145
6   —   avec 1 500 gr. bière........... 0,163
10   —   avec 1 500 gr. eau du Sprudel....... 0,157

Nous pouvons donc conclure que le repas sec facilite la digestion, la rend plus rapide et diminue notablement la putréfaction intestinale azotée.

3° *Diviser la nourriture en plusieurs petits repas en alternant toujours un repas liquide avec un repas solide.*

(1) SCHUMANN, *Wien. kl. Woch.*, 1901, p. 10.

Adrian (1) a démontré que l'azote ingéré par repas fractionnés se digère mieux, se résorbe mieux et plus vite, et surtout se putréfie moins.

Périodes de 10 jours :

	Sulfo-éthers.	Azote urinaire.	Azote fixe.
I. 600 gr. viande en 1 fois.	0,275	19,7	0,36
II. 600 gr. — 4 fois.	0,217	18,1	0,33
III. 600 gr. — 1 fois.	0,299	19,7	0,41

Wicke et Weiske (2) confirment ces faits d'une manière complète.

Aussi, avons-nous pris l'habitude de prescrire trois repas solides et trois repas liquides par jour :

Repas solides secs.	Repas liquides.
7 h. 1/2 du matin	10 h. matin.
12 h. 1/2 —	3 h. 1/2 après midi.
7 h. 1/2 du soir.	10 h. du soir.

4° S'étendre à plat sur le dos ou sur le côté droit pendant une heure de temps, après chaque repas solide, mais sans dormir.

Le Dr Schüle, assistant de Baümler (de Fribourg) a fait sur deux sujets normaux d'inté-

(1) ADRIAN, *Zeil. f. phys. Ch.*, XVII, p. 628, et XIX, p. 124.
(2) WICKE et WEISKE, *Zeil. f. phys. Ch.*, XVIII, p. 109.

ressantes expériences qui ont consisté à ana-
lyser le contenu stomacal, extrait quelques
heures après le repas d'épreuve suivi ou non
soit de sommeil, soit de repos étendu.

Il a constaté *que le sommeil, pendant la digestion, a pour effet constant d'affaiblir la mo-
tilité stomacale* et d'augmenter le degré d'acidité du suc gastrique, fait que Schüle attribue
à l'irritation exercée par le séjour plus prolongé du chyme dans l'estomac.

Il a remarqué ensuite que le *simple repos*
dans le décubitus horizontal, mais *non accom-
pagné de sommeil, stimule la fonction gastrique* sans augmenter l'acidité.

C. — Règles spéciales.

1° *Supprimer de l'alimentation tous les
aliments pouvant servir de bouillons de culture pour les bacilles protéolytiques.*

Éviter le bouillon et les potages gras; les jus,
gelées et extraits de viande, les peptones, etc.

Éviter les blancs d'œufs et les plats qui en
contiennent.

Eviter le lait pur, c'est-à-dire non mélangé aux farineux.

2° *Eviter le plus possible les graisses*.

Éviter la graisse de rôtis ou bouillis, la margarine.

Leur préférer, en quantités modérées, le beurre frais et les jaunes d'œufs qui favorisent moins les putréfactions azotées.

3° *Eviter les viandes faisandées ou susceptibles de fermenter rapidement*.

Éviter la viande avancée ou de mauvaise qualité ; le gibier de poil ou de plume, la viande saignante, la viande crue.

Le poisson, les crustacés, qui fermentent facilement, seront aussi interdits, au moins dans les débuts du traitement.

La toxicité du poisson est le résultat de la formation rapide d'alcaloïdes (guanine, neuridine) provenant d'une altération extrêmement facile de ces animaux et qui peut exister lors même que le poisson a conservé les caractères extérieurs de la fraîcheur.

Springer, étudiant, par la méthode de Bouchard, la toxicité urinaire, constatait que, de toutes les viandes, le poisson donne le maximum de toxicité.

Pour toutes ces raisons, le poisson sera interdit au début du traitement.

4° *Dans l'entérite aiguë et dans les poussées graves d'entérite chronique, éviter complètement la viande.*

Dans l'entérite chronique qui se refroidit, on peut user de la viande, mais avec prudence et toujours en la mélangeant à six fois son poids de farineux.

Quand le moment est venu de la recommencer, l'introduire peu à peu dans le régime et très progressivement, d'abord à un seul repas, en commençant par le jambon d'York ou de Carlsbad cuit, puis le poulet, enfin la viande rôtie ou grillée très cuite ; ne pas dépasser 50 à 100 grammes par jour, avant que le refroidissement soit complet.

Dans l'entérite tout à fait refroidie on donnera de la viande aux deux repas sans dépasser 150 grammes par jour.

Cette viande sera toujours mélangée et à chaque repas avec des farineux dans la proportion de cinq fois plus de farineux que de viande.

Quant à la distinction entre viandes rouges et blanches, elle ne saurait être maintenue, au point de vue de l'auto-intoxication.

Si l'on voulait s'en tenir aux matières extractives, le veau et le lapin, viandes blanches par excellence, contiennent plus de créatine que la viande de bœuf.

Au point de vue chimique, les travaux de Rosenqvist ont démontré que les différences entre viandes rouges et blanches ne sont pas plus considérables que celles que l'on rencontre entre deux viandes blanches d'espèces différentes.

Enfin von Noorden a démontré cliniquement que, au point de vue digestif, les viandes rouges et blanches ne diffèrent en rien.

Les viandes riches en nucléine, « les intérieurs » (foie, rognon, ris de veau, tripes, cervelles), qui favorisent la formation de l'acide urique, ne seront pas autorisées, vu l'état arthritique des malades, et cela d'autant plus que ce sont des glandes riches en produits extractifs et excrémentitiels.

5° *Le lait pur ne sera jamais donné dans l'entérite aiguë ni dans les poussées aiguës de l'entérite chronique.*

Dans la période d'entérite refroidie, le lait pourra être employé, mais jamais pur et toujours mélangé aux farineux (potages, puddings).

On préférera, lorsque la chose sera possible, le lait cru au lait cuit et celui-ci au lait stérilisé.

Mais cela seulement quand on pourra se procurer : 1° un lait trait et transporté proprement; 2° un lait provenant de vaches inoculées à la tuberculine et reconnues indemnes ; 3° un lait de vaches nourries au fourrage sec.

Les inconvénients du lait stérilisé, ce mal nécessaire en été et dans les grandes villes, sont suffisamment connus pour qu'il ne soit pas nécessaire d'insister beaucoup sur les raisons qui militent en faveur du lait cru et frais.

6° *En cas d'entérite aiguë et dans la première période du traitement de l'entérite chronique, on évitera tout aliment contenant une grande proportion de cellulose.* — En effet les aliments contenant une grande proportion de cellulose irritent la muqueuse déjà trop susceptible du côlon.

On évitera donc dans cette période les légumineuses, les légumes verts, les légumes aqueux, les crudités, les fruits crus et même cuits.

7° Enfin on introduira dans le tube intestinal la quantité maximale de farineux. — Nous avons suffisamment insisté sur ce point et nous n'y reviendrons pas ici.

ALIMENTS FARINEUX

Nous disposons d'aliments farineux liquides et solides :

Les farineux liquides sont :

Café Kneipp. — C'est de l'orge torréfiée, parfumée par de la vapeur de moka. L'orge est fermentée, puis torréfiée et parfumée avec la caféone qui se produit au moment du grillage du moka. L'orge ne doit pas être arrosée avec de l'extrait de café.

On le prépare comme le café arabe, en faisant bouillir une cuillerée de poudre pour une tasse d'eau. On le fait remonter trois fois.

Cacao à l'avoine de Cassel. — C'est un mélange de farine d'avoine et de cacao dégraissé.

Pour le préparer, on prend deux plaques pour une tasse d'eau. Laisser cuire dix minutes en remuant ou le faire remonter quatre fois.

Potages farineux. — Les potages sont préparés avec des farines maltées. Les plus usitées sont :

1° Les crèmes Knorr : d'orge, d'avoine, de riz, de froment, de maïs;

2° Les crèmes Maggi : orge, avoine, riz, etc.

3° Les farineux américains (Quaker-Oats, Hornby, Hole-Weat, Force, Barleyfood, etc.);

4° Les semoule, tapioca, sagou, manioc, riz;

5° Les farines lactées.

Ces potages sont préparés soit à l'eau, soit au lait.

a) *Potages à l'eau.* — Ces farines sont cuites à l'eau pendant 20 à 30 minutes, et on ajoute du beurre frais au moment de servir.

b) *Potages au lait.* — Ces potages se font comme ci-dessus, on ajoute au dernier moment un cinquième à la moitié de lait cru, chauffé à 50 ou 60°, suivant le degré de maladie.

Plus tard, on peut les cuire directement avec le lait, d'après la formule suivante :

Faire bouillir deux décilitres de lait, y ajouter un peu de sel. D'autre part, délayer trois cuillerées de crème d'avoine, d'orge ou de riz avec un décilitre de lait froid, que vous versez dans les deux décilitres de lait en ébullition. Laisser cuire 25 minutes à petit feu. Passer le potage dans une passoire très fine et servir.

c) *Potages aux farines lactées.* — Les farines lactées : Nestlé, Bengersfood, Mellinsfood, Allen Hanbury, Neavesfood, la Malzsuppe de Keller, le Kufeke, etc., sont les plus employées.

Une à quatre cuillerées à soupe de farine pour 300 grammes d'eau ; faire cuire 10 minutes. On peut ajouter du lait après la cuisson.

Les farineux solides sont :

Pâtes alimentaires. — *Pâtes alimentaires sans œufs.* — *Les pâtes alimentaires sans œufs* (riz, nouilles, macaronis, vermicelles, cornettes, œils-de-perdrix, graines de melon, pâtes d'Italie, etc.), sont cuites à l'eau salée, 25 à 30 minutes suivant leur nature. *Ajouter du beurre frais au moment de servir*, mais jamais d'épices, de tomates, ni de fromage.

Recette :

Mettre bouillir un litre d'eau légèrement salée, y jeter 100 grammes de macaronis, nouilles ou vermicelles et laisser cuire 25 à 30 minutes, puis les égoutter et les mettre au four 3 à 5 minutes.

Gnioquis à la fleur de farine. — Mettre bouillir deux décilitres d'eau légèrement salée. Verser dedans quatre cuillerées de farine en remuant fortement, laisser dessécher cette pâte pendant 15 minutes au bord du four, jusqu'à ce que ce soit une masse compacte, puis on la retire du four.

On la roule, on la coupe en petits morceaux

de la grosseur d'une noisette, et on plonge ces morceaux dans deux litres d'eau bouillante salée ; après avoir laissé cuire 20 minutes, on les égoutte soigneusement, et on les met dans une cocotte au four pendant 20 à 25 minutes ; on sert au sel ou au sucre.

Gnioquis à la semoule fine. — Mettre bouillir deux décilitres de lait et un peu de sel. Quand le lait bout, y verser en pluie trois cuillerées de semoule, laisser cuire 20 minutes, puis étendre cette masse sur une plaque, pour laisser refroidir. Quand la pâte sera froide, couper en carrés et mettre gratiner au four.

Puddings. — Les *puddings* cuits au lait (avec une moitié ou un tiers d'eau suivant les cas), avec sucre et jaune d'œuf, se font avec du riz, semoule, tapioca, manioc, sagou, maizéna, arow root, avenaline. C'est sous cette forme que le lait est le mieux supporté dans les cas difficiles.

Pas de parfum (citron, vanille).

Recette :

Faire bouillir trois décilitres de lait légèrement sucré, jeter en pluie trois cuillerées de semoule, riz ou tapioca, ajouter deux jaunes d'œufs, verser dans une cocotte, glisser au four pendant 20 à 25 minutes et servir.

Purées. — a) *Les purées de pommes de terre* se font à l'eau, avec beurre frais, ou au lait.

Les pommes de terre au four, dites à l'anglaise, sont mangées avec du beurre frais.

b) *Les purées de légumineuses* (pois, lentilles, haricots, fèves, flageolets, marrons).

Les légumineuses décortiquées sont meilleures au goût que les farines de légumineuses (Knorr, Groult), mais sont beaucoup plus longues à préparer.

Recette :

Les purées de légumineuses se préparent comme suit :

On cuit les légumes décortiqués à l'eau légèrement salée, bien égoutter, écraser et passer au tamis. Chauffer sur un feu doux et servir en y mélangeant soit du lait, soit du beurre ; sel ou sucre au choix.

Pain. — *Le pain grillé*, sous forme de *longuets* au sel ou de *biscottes zwiebacks* au sucre, est préparé avec de la fleur de froment et levé *sans levain* par le dégagement d'acide carbonique.

Myrtilles. — Ajoutons ici, puisque nous parlons d'aliments antiputrides, les *myrtilles*.

Ce fruit de montagne, très employé en Allemagne par le public et les médecins dans les maladies intestinales et les anémies, a été étudié ces dernières années au point de vue de ses propriétés désinfectantes et antiputrides.

Tout dernièrement encore, le Dr Bernstein (de Londres) a attiré l'attention des médecins sur les propriétés antiseptiques et antifermentescibles des myrtilles (1).

Le Dr Pouchkine enfin (2) signale le même fait et vante la teinture de baies de myrtilles dans le traitement des gastro-entérite infantiles.

Nous associons les myrtilles, sauf contre-indication absolue, dans tous les régimes alimentaires destinés à combattre la putréfaction azotée de l'intestin.

(1) Dr BERNSTEIN, *Sem. méd.*, 1903, p. 68.
(2) Dr POUCHKINE, *Sem. méd.*, 1903, p. 156.

Les myrtilles se mangent soit fraîches, soit en compotes avec les puddings, soit sous forme de vin de myrtilles.

D. — Menus.

Nᵖ I. *Régime des potages.*

Ce régime est le régime de l'entérite aiguë et chronique chez le nourrisson.

Chez l'enfant plus âgé et chez l'adulte, c'est le régime de la période fébrile et des poussées fébriles aiguës.

C'est enfin le régime à employer dans une maladie fébrile intercurrente (rougeole, scarlatine, diphtérie, etc.).

Menu :

7 h. 1/2. Potage.
10 h. Potage. Eau d'Évian.
12 h. 1/2. Potage.
3 h. 1/2. Potage. Eau d'Évian.
7 h. Potage.
10 h. Eau d'Évian.
Nuit. Eau d'Évian.

Dans la poussée aiguë de l'entérite chronique, ces potages se font avec une des farines indiquées (crèmes Knorr ou crèmes Maggi ou crèmes américaines) *et se cuisent à l'eau seulement.*

On peut se servir aussi de trois soupes très usitées en Allemagne : la soupe de Liebig, la *Malzsuppe* de Keller, la farine Kufeke que l'on trouve toutes préparées dans le commerce.

Peu à peu on ajoute à ces potages du lait, et cela dès que l'amélioration se manifeste.

Dans l'entérite chronique refroidie, ces potages sont d'emblée faits au lait. A cette deuxième période, on se servira avec avantage des farines lactées et surtout du Nestlé.

Il doit être bien entendu que ce régime des potages à l'eau *est un régime médicamenteux et non alimentaire,* qu'il joue dans l'entérite le même rôle que la diète hydrique dans le catarrhe intestinal, et qu'il faut savoir en user sans en abuser.

Dès que l'amélioration se maintient, il faut passer au régime n° II.

Si l'on est obligé, pour une raison spéciale, de prolonger le régime des potages à l'eau, il faut y ajouter des aliments frais (lait cru ou pasteurisé, purée de pommes de terre, jus de myrtille, jus d'orange ou de citron), afin d'éviter le développement de la maladie de Barlow.

N° II. **Régime farineux sans viande.**

Ce régime est employé lorsque l'entérite chronique n'est pas encore complètement refroidie, lorsqu'elle présente des poussées aiguës fréquentes, lorsque l'auto-intoxication intestinale est considérable. Enfin, c'est le régime intermédiaire, de passage, que l'on utilise quand on passe du régime n° I au régime n° III.

Menu :

7 h. 1/2. Déjeuner.

    Potage épais (Knorr, Maggi, farine lactée) cuit à l'eau ou au lait.

    Longuets, biscottes.

    Beurre frais (à moins de contre-indication : pyrosis, diarrhée).

8 à 9 h. Repos étendu sur le lit.

10 h. Farine lactée à l'eau ou au lait.

Ne pas manger.

12 h. 1/2. LUNCH.

1 à 2 jaunes d'œufs (crus ou mollets).
Pâtes alimentaires avec beurre frais.
Pudding.
Biscottes ou longuets.
Beurre frais.
Ne pas boire.

1 à 2 h. Repos sur le lit sans dormir.

3 h. 1/2. GOUTER.

Farine lactée à l'eau ou au lait.
Eau d'Évian.
Ne pas manger.

7 h. DINER.

1 à 2 jaunes d'œufs.
Pâtes alimentaires.
Puddings.
Biscottes ou longuets.
Beurre frais.
Ne pas boire.

9 h. Repos sur le lit sans dormir.

10 h. Infusions (camomille, menthe, fenouil
ou anis, tilleul, fleur d'oranger, etc).

Eau d'Évian.

Après huit à dix jours de régime n° II, on ajoutera au lunch et au dîner des purées de pommes de terre ou des pommes de terre au four et des myrtilles, soit au jus, soit en compote, et, si ces aliments sont contre indiqués, du jus de citron, 40 à 60 gouttes par jour.

N° III. *Régime farineux avec viande.*

Ce régime est employé dans l'entérite membraneuse complètement refroidie, et doit être considéré comme le régime médicamenteux de l'entérite pendant les six premiers mois du traitement.

Menu :

7 h. 1/2. Déjeuner.

    Potages à l'eau ou au lait.

    Longuets ou zwiebacks.

    Beurre frais.

8 à 9 h. Repos étendu sur un lit.

10 h. Cacao à l'avoine

       ou   } suivant les cas.

    Café Kneipp au lait

    Ne pas manger.

12 h. 1/2. LUNCH.

> Viandes grillées ou rôties sans jus ni sauce (50 gr.).
>
> 1 à 2 jaunes d'œufs frais.
>
> Pâtes alimentaires ou riz.
>
> Pommes de terre en purée ou au four.
>
> Puddings.
>
> Myrtilles au jus ou en compote.
>
> Longuets ou biscottes.
>
> Beurre frais.
>
> *Ne pas boire.*

1 h. 1/2 à 2 h. 1/2. Repos sur le lit sans dormir.

4 h. GOUTER.

> Café Kneipp
> Cacao à l'avoine } suivant les cas.
> Eau d'Évian
>
> *Ne pas manger.*

7 h. 1/2. DINER.

> Viandes rôties ou grillées, chaudes ou froides (50 gr.).
>
> Pâtes alimentaires.
>
> Pommes de terre en purée ou au four.
>
> Puddings.

Myrtilles au jus.

Longuets ou biscottes.

Beurre frais.

Ne pas boire. Manger moins qu'au lunch.

8 h. 1/2 à 9 h. 1/2. Repos sur le lit.

10 h. Infusions (camomille, tilleul, anis, menthe, etc.).

N° IV. **Régime lacto-farineux avec légumineuses.**

Lorsque, sous l'influence du régime farineux intensif (n° III), l'intestin est devenu moins sensible, lorsque les coliques ont cessé, lorsque l'état général s'est considérablement amélioré, il convient de modifier ce régime. Le plus souvent ce sera après le sixième mois.

Un usage trop prolongé de cette alimentation uniforme rend l'intestin beaucoup plus sensible aux écarts de régime ; aussi, est-il nécessaire d'introduire dans le menu peu à peu, lentement et progressivement, des aliments encore peu putrescibles, mais cependant plus difficiles à digérer que les farineux.

On se sert pour cela des *purées de légu*

mineuses (lentilles, pois, haricots, fèves, flageolets, marrons).

    7 h. 1/2. DÉJEUNER.

        Thé de Chine ⎱ au choix.
        Cacao à l'avoine ⎰

        Jambon d'York (50 gr.).

        Longuets, zwiebacks.

        Beurre frais.

    8 h. à 8 h. 45. Repos.

    10 h. Café Kneipp.

        Ne pas manger.

    12 h. 1/2. LUNCH.

        Viandes grillées ou rôties.

        1 à 2 jaunes d'œufs (le blanc une ou deux fois par semaine).

        Pâtes alimentaires.

        Purées de légumineuses ⎱ au choix.
        Purées de pommes de terre ⎰

        Puddings.

        Crèmes cuites ou en petit pot ⎱ au choix.
        Myrtilles au jus ou en compote ⎰

        Longuets et biscottes.

        Beurre frais.

        Ne pas boire.

1 h. 1/2 à 2 h. 1/2. Repos.

4 h. GOUTER.

Café Kneipp
Cacao à l'avoine } au choix.
Thé léger

Ne pas manger.

7 h. 1/2. DINER.

Poissons très frais (truite, sole, merlan), bouillis à l'eau salée ou en Béchamel.

Viandes rôties ou grillées.

Pâtes alimentaires.

Purées de légumineuses.

Puddings.

Myrtilles
Crèmes cuites } au choix.

Longuets et biscottes.

Ne pas boire.

8 à 9 h. Repos sur le lit.

10 h. Infusion.

Les crèmes cuites sont préparées à l'anglaise (sous forme liquide) ou au four (en petit pot) avec des jaunes d'œufs (sans le blanc), du lait, du sucre et un parfum (citron, vanille, chocolat, cacao, thé, café, caramel).

Nº V. *Régime complet.*

Lorsque l'intestin s'est bien habitué au régime lacto-farineux et aux légumineuses, il convient d'introduire dans l'alimentation plus de variété et de familiariser l'intestin avec un régime moins digestible et donnant beaucoup plus de résidus.

On se sert pour cela des légumes frais et des fruits cuits.

Mais ces aliments ne peuvent être digérés qu'en purée et finement hachés et passés, si l'on ne veut pas irriter l'intestin et provoquer des spasmes douloureux.

Purées de légumes verts (épinards, chicorée, laitues, cresson, salades cuites, petits pois, artichauts, etc.). Ces légumes sont finement hachés, passés au tamis et accommodés soit au lait, soit au beurre. *Jamais au jus, ni à la graisse.*

Purées de fruits cuits (pommes, poires, pêches prunes, pruneaux). Pas de fruits acides.

Ces fruits sont cuits à l'eau et servis en purée passée au tamis.

Menu :

7 h. 1/2. DÉJEUNER.

Thé de Chine
Cacao à l'avoine   } suivant les cas.
Café Kneipp au lait

Jambon d'York } 50 gr.
Viande froide } au choix.

Longuets ou pain grillé.
Beurre frais.

8 h. à 8 h. 1/2. Repos étendu.

10 h. Repos étendu.

12 h. 1/2. LUNCH.

Jaunes d'œufs frais
Poissons au court bouillon } au choix.
Viandes grillées ou rôties

Pâtes alimentaires
Purées de légumineuses } au choix.

Purées de légumes verts.

Puddings
Crèmes cuites } au choix.
Purées de fruits

Longuets ou pain grillé.

Beurre frais.

Boisson, 50 à 100 gr.

1 h. 1/2 à 2 h. Repos étendu.

4 h. GOUTER.

Café Kneipp au lait ⎫
Thé léger ⎬ au choix.

Biscuits secs (Marie, Albert, Palmers).

7 h. 1/2. DINER.

Comme à midi.

OEufs à la coque ou brouillés ⎫
Viandes rôties ⎪ au
Poissons bouillis avec ⎬ choix.
   beurre frais ⎭

Pâtes alimentaires ⎫
Purées de légumineuses ⎬ au choix.

Puddings ⎫
Crèmes cuites ⎬ au choix.
Purées de fruits cuits ⎭

Pain grillé.

Beurre frais.

Boisson, 50 à 100 gr.

8 h. 1/2 à 9 h. Repos étendu.

10 h. Infusion.

Peu à peu, dès que l'état de l'intestin le permettra, on introduira dans le régime les fruits
frais et bien mûrs (oranges, raisins, pêches,
poires, etc.), d'abord entre les repas solides
(10 h. et 4 h.), puis à la fin des repas.

E. — Objections faites au régime farineux.

On a fait à ce régime un certain nombre d'objections qu'il convient d'examiner avec soin.

1° *Ce régime est affaiblissant.*

A priori, cela ne devrait pas être : Les céréales contiennent souvent une très forte proportion de gluten ; certaines semoules de froments russes, qui servent à la fabrication des pâtes alimentaires, en contiennent jusqu'à 19 p. 100.

Elles contiennent de la lécithine en proportion relativement considérable ; l'amidon est admirablement digéré, car, même avec une suralimentation farineuse, on n'en trouve guère plus de 1 p. 100 dans les selles (Rosenheim).

Enfin, et surtout, puisque les farineux empêchent la putréfaction des substances azotées, ils doivent laisser plus d'albumine utile, c'est-à-dire assimilable, et on peut les considérer comme des aliments d'épargne, vis-à-vis des aliments azotés.

L'expérimentation vérifie-t-elle ces vues toutes théoriques?

Pettenkofer et Voit avaient déjà démontré l'influence très favorable qu'exerce l'adjonction de sucre et de farineux à la nourriture azotée.

Ce fait a été confirmé par Rubner (1) et Munck (2) dont voici les conclusions résumées.

1° Grâce à l'adjonction de farineux, il se produit une épargne azotée, une meilleure assimilation et fixation de l'albumine et une diminution de l'azoturie.

2° Les farineux, diminuant la putréfaction azotée, diminuent les sulfo-éthers urinaires et favorisent la digestion de l'albumine.

Krauss (3) donne à un chien, pendant six jours, 500 grammes de viande seule, et, dans les six jours suivants, 500 grammes de viande et 500 grammes de farineux.

Voici le bilan azoté :

		Az. introd.	Az. sorti.	Az. fixé
1re série :	*Viande seule*......	102,0	81,5	20,9
2e —	*Viande+farineux*.	160,2	93,9	66,8

(1) Rubner, *Zeit. f. Biol.*, XV, p. 146.
(2) Munck, *Arch. Virch.*, 101, p. 107.
(3) Krauss, *Zeit. f. phys. Ch.*, XVIII, p. 173.

On le voit, avec les farineux, la putréfaction étant moins considérable, la quantité d'albumine digérée par les enzymes augmente et l'albumine fixée passe de 20 gr. 9 à 66 gr. 8.

Wicke et Weiske (1) confirment ces faits, grâce à de nombreuses expériences sur les brebis.

Kumajava (2) a pris la précaution de faire les expériences sur lui-même.

	ALIMENTS INTRODUITS.		
	Albumine.	Hydrocarbures.	Azote fixé.
1re expérience.	58 gr.	201 gr.	Perte 1gr,50 p. jour.
2e —	50 gr.	560 gr.	Gain 0gr,50 —

On le voit, grâce à une introduction suffisamment abondante de farineux, une quantité d'azote moindre donne une fixation azotée meilleure, tandis qu'une augmentation d'albumine dans la nourriture sans augmentation parallèle de farineux ne permet pas d'obtenir une augmentation équivalente de l'azote, tout le surplus étant putréfié et enlevé à la résorption.

Nous pouvons donc conclure : *Le régime*

(1) WICKE et WEISKE, *Zeit. f. phys. Ch.*, XXI, p. 42.
(2) KUMAJAVA, *Arch. Virch.*, 116, p. 370.

lacto-farineux n'est pas débilitant, il permet de diminuer la ration d'albumine sans pour cela diminuer la quantité d'azote assimilée qui est encore trois fois plus considérable.

2° Ce régime est trop sec et dangereux pour l'élimination urinaire.

Ce régime n'est sec qu'en apparence. Les pâtes absorbent sept à huit fois leur poids d'eau, le pudding en contient 25 p. 100.

Le repas dit *sec* représente par conséquent environ 300 à 400 gr. d'eau. *Si l'on ajoute à cela les repas liquides intercalés, on voit que la quantité de liquide est plus que suffisante.*

La meilleure preuve en est dans l'urine qui augmente rapidement et qui jamais ne tombe au-dessous de 1 100 à 1 200 gr. par 24 heures.

3° Ce régime peut conduire à la maladie de Barlow.

Une objection, à mon sens plus sérieuse, est que le régime contient trop peu d'aliments frais et trop d'aliments secs, qu'il peut par conséquent provoquer le scorbut infantile, la maladie de Barlow et chez l'adulte l'anémie, le purpura, le scorbut.

Il est certain que le régime n° 1, trop long-temps continué, pourrait mériter ce reproche. Mais dans mes cours, dans mes consultations, auprès de tous mes malades, j'insiste sur ce fait, que ce régime est *un régime médicamenteux et non alimentaire*, qu'il joue dans l'entérite le rôle de la diète hydrique, pour le catarrhe intestinal, qu'il faut donc, aussitôt que possible, aussitôt qu'il a produit son effet, y ajouter le lait pasteurisé, le jus de myrtilles, le jus de citron, aliments frais qui évitent tout danger.

Le professeur Hutinel a, il y a quelques mois, parlé à la Société de pédiatrie de Paris, d'un enfant qu'il a observé et qui était atteint de maladie de Barlow, et cela à la suite d'un traitement que je lui aurais prescrit.

Malheureusement le professeur Hutinel, auquel j'ai immédiatement écrit et qui m'a très aimablement répondu, n'avait pas noté le nom de l'enfant, si bien qu'il m'a été impossible de me renseigner sur le régime suivi par le petit malade.

En tout cas, il sera prudent d'insister encore plus que par le passé sur la nécessité de ne conserver le régime farineux *exclusif* que le temps strictement nécessaire pour obtenir le résultat recherché.

Dès le 15ᵉ jour, on peut ajouter, même chez les bébés, V à X gouttes de jus de citron.

Avec les régimes nᵒˢ II et III, la maladie de Barlow ou le scorbut est absolument impossible, à moins que l'on n'en supprime sans avertissement la viande, les pommes de terre et les myrtilles qui en font partie intégrante, comme j'en ai observé un cas cette année.

4° *Ce régime trop exclusivement farineux peut conduire au diabète.*

Sans doute ce régime est et doit être contre-indiqué dans le diabète. Mais d'une part c'est là un cas très rare, car je n'ai observé que très rarement la coïncidence des deux maladies ; d'autre part, après avoir dosé, d'après le système de von Noorden, la quantité d'hydro-carbures que le malade peut ingérer sans que le sucre apparaisse dans l'urine, on peut modérer et approprier le régime à cet état.

Sans doute encore, dans l'insuffisance hépatique, le régime farineux, servant de glycosurie expérimentale, pourra causer de la glycosurie alimentaire. Là encore il est facile de le reconnaître et de modifier le régime en conséquence.

5° *Le régime est-il toujours accepté* ?

Accepté volontiers? Non certainement, pas toujours, mais si on explique au malade le but que l'on se propose, il est rare qu'il résiste.

Dès qu'il aura perdu l'habitude des mets sapides et qu'il sera entré complètement dans la fadeur du régime, il finira par trouver ces mets insipides agréables et à les manger volontiers.

6° *Le régime est-il toujours supporté ?*

Si l'on a soin de défendre de boire avec les farineux solides, ce régime est très facilement supporté après huit jours au plus de malaises.

Mais il existe cependant deux contre-indications au régime farineux intensif et qu'il faut bien connaître.

Ce sont des malades qui, à côté de l'inflammation du côlon, ont une inflammation chronique de l'intestin grêle. On les reconnaît facilement à la forme diarrhéique de l'entérite dont ils souffrent.

Chez eux, les farineux fermentent dans l'intestin grêle, avec production abondante d'acides lactique et butyrique, causant des diarrhées acides avec coliques et une assimilation très défectueuse.

D'autres, sans avoir de l'inflammation de l'intestin grêle, n'ont pas la digestion grêle normale, ils ont une dyspepsie de l'intestin grêle.

Ils supportent un, deux, trois mois les farineux, puis, sans cause appréciable, on voit survenir les mêmes fermentations, les mêmes diarrhées, les mêmes malaises que dans les cas précédents.

Dans ces deux cas, il faut modifier le régime et remplacer la plus grande partie des farineux par du riz et des purées légumineuses.

Mais ces cas sont exceptionnels et d'une manière générale, *on peut affirmer que ces régimes sont sans aucun inconvénient, qu'ils sont facile-*

ment acceptés et plus facilement encore suppor-
tés par les malades.

II. — Diminuer les putréfactions azotées dans le gros intestin.

Le régime, en modifiant le bouillon de culture, exerce une action antiputride remar-
quable, car en faisant pénétrer dans toutes les
parties de l'intestin, même les plus reculées, les
acides lactique et succinique, *in statu nascenti*,
il exerce son action paralysante sur la virulence des bacilles protéolytiques.

Mais si le régime farineux diminue notablement les putréfactions azotées, il ne les supprime pas et il ne saurait être question de parler d'une asepsie intestinale produite par le
régime.

L'action antiputride n'est en effet pas complète, les sulfo-éthers, ces témoins de la putréfaction intestinale, sont notablement diminués dans l'urine, mais ils n'ont pas disparu.

Bien plus, si on établit, par des analyses
journalières, les courbes des corps aromatiques,

on peut voir, sous l'influence du régime, les courbes se rapprocher de la normale, quelquefois même passer au-dessous de la normale.

Mais bientôt, le plus ordinairement après une dizaine de jours, soit que les microbes se soient accoutumés à leur nouveau milieu, soit pour une autre cause, on observe que les courbes s'élèvent, que les poisons s'accumulent à nouveau.

Cliniquement, si on laisse les choses aller, on voit l'appétit diminuer : la langue devient rouge sur les bords, l'haleine plus forte ; le spasme intestinal qui avait diminué s'accentue de nouveau, la constipation redevient opiniâtre, le malade souffre de maux de tête, surtout le soir ; il a des petits frissons, la température monte à 37°,8 et 37°,9.

Si on n'intervient pas, l'organisme finit par être obligé d'éliminer les poisons intestinaux ou de les détruire par une crise aiguë qui sera, ou *fébrile simple*, ou *intestinale* (vomissements, diarrhées glaireuses) ou *cutanée* (éruptions prurigineuses avec ou sans fièvre), ou *nerveuse* (migraines, méningisme, etc.).

Après la crise, la courbe des substances

aromatiques retombe près de la normale.

Ce fait, qui me paraît hors de toute contestation, que les poisons intestinaux s'accumulent et que cette accumulation détermine la crise ou poussée aiguë, tout en débarrassant l'organisme de l'excès d'entérotoxines, a une grande importance clinique et thérapeutique.

Car, suivant les malades, suivant leur régime, cette accumulation est plus ou moins rapide, ou plus ou moins lente, ce que l'on peut facilement voir en dosant trois ou quatre fois par semaine les substances aromatiques de l'urine totale des vingt-quatre heures.

Les crises peuvent donc être prévues et l'intervention thérapeutique pourra les éviter.

Nous disposons de deux moyens pour y arriver :

L'abstention de viande et la désinfection intestinale.

Lorsque le cas est grave, lorsque les malaises sont violents, lorsque les crises sont fréquentes, on aura recours aux deux moyens à la fois.

A. — *L'alimentation maigre.*

Le malade s'abstiendra de viande. Son alimentation sera lacto-farineuse ou farineuse pure, suivant les cas, avec ou sans jaunes d'œufs, pendant 8 jours, 15 jours ou même plus (régime n° II).

Si l'alimentation doit rester farineuse pure pendant plus longtemps, on y joindra soit la purée de pommes de terre, soit le jus de citron, afin d'éviter la maladie de Barlow.

B. — *La désinfection intestinale.*

Nous avons déjà vu et répété qu'il n'y avait aucun moyen thérapeutique d'antiseptiser ou d'aseptiser l'intestin, au sens bactériologique du mot.

Mais nous pouvons exercer une action anti-microbienne importante en diminuant temporairement le nombre des microbes et en paralysant leur virulence. Par conséquent, il est possible d'exercer une action désinfectante sur l'intestin (Fürbringer, Strauss).

Nous allons examiner d'abord les substances désinfectantes, et étudier ensuite la désinfection intestinale au point de vue pratique.

1° Les substances désinfectantes.

Nous ne nous arrêterons pas à examiner toutes les substances thérapeutiques utilisées comme substances désinfectantes de l'intestin, et à discuter leur valeur. Je ne parlerai que de celles qui me paraissent être les meilleures et donnerai les résultats les plus satisfaisants.

Pour réaliser la désinfection intestinale, on peut recourir à deux genres de médicaments que nous combinons le plus souvent:

a) *La médication antiseptique*, qui fait pénétrer dans l'intestin des substances antiseptiques, dans le but de détruire, d'arrêter les microbes de l'intestin dans leur développement, ou tout au moins de les rendre moins nocifs.

b) *La médication évacuante*, qui se propose, par les purgatifs, d'expulser les germes contenus dans l'intestin.

I. — Les médicaments antiseptiques.

C'est au congrès de Copenhague, en 1884, que Bouchard a, pour la première fois, posé les règles à suivre dans le choix d'un antiseptique intestinal.

Ils doivent être peu solubles, afin qu'ils ne se décomposent pas et ne se résorbent pas dans l'estomac et dans la partie supérieure de l'intestin, mais qu'ils puissent arriver jusque dans les parties où se produit la putréfaction albumineuse, c'est-à-dire dans la partie tout à fait inférieure de l'intestin grêle et dans le gros intestin.

Ils doivent être réduits en poudre impalpable, de manière à pouvoir se mélanger intimement aux matières fécales.

Ils doivent être donnés par doses fractionnées, car sans cela l'unique prise suit le courant digestif et, quand elle arrive à l'extrémité, les 9/10 du tractus intestinal en sont privés.

En la donnant deux à quatre fois par jour, le contact est plus durable et l'action plus marquée.

A. Antiseptique spécifique : le calomel. — Morax (1) a, le premier, fait des expériences scientifiques avec cette substance soit chez l'homme, soit chez les animaux.

		Sulfo-éthers.
1er jour avant.......................... ...	0,163
2e — 0gr,15 calomel....................	0,150
3e — 0gr,15 calomel	0,030

Wassilieff (2) a trouvé que le calomel ne dérange en rien la digestion artificielle, alors que la putréfaction microbienne est arrêtée. Il conclut de ces expériences que le calomel empêche le développement des microbes dans les liquides digestifs et diminue la vitalité de ceux qui sont déjà développés, et cela sans modifier les sécrétions digestives.

C'est donc un médicament à la fois aseptique et antiseptique. En effet, les selles de calomel contiennent de la leucine, de la tyrosine, mais point d'indol.

Hoppe Seyler (3) a démontré que la coloration verte des selles de calomel est due à la bile.

(1) Morax, *Zeits. f. phys. Ch.*, X, p. 318.
(2) Wassilieff, *Jeshened, Klin. Gaz.*, 1882, n° 12, p. 125.
(3) Hoppe Seyler, *Zeits., f. phy, Ch.*, X, p. 130.

Normalement, la biliverdine est transformée par les microbes en hydrobilirubine, de là la coloration brune des selles normales. Avec le calomel, les microbes paralysés laissent la biliverdine sortir sans transformation, grâce aussi aux mouvements péristaltiques exagérés.

Lavarsky (1) démontre qu'en milieu alcalin, le calomel se transforme en oxyde de mercure, en proportions infinitésimales, ce qui suffit à produire l'effet antiseptique.

Bartoschewitsch (2) a fait un grand nombre d'expériences avec le calomel qu'il considère comme le meilleur de tous les antiseptiques.

Homme.

	Sulfo-éthers.
Avant	0,551
	0,601
0gr,50 calomel	0,548
0gr,50 —	0,131
	0,108

Homme.

Avant	0,154
Calomel 0gr,50	0,121
— 0gr,50	0,105
	0,104

(1) LAVARSKY, *Owlianii Kolomaba Wratsch.* 1887, n° 16.
(2) BARTOSCHEWITSCH, *Zeits. f. phys. Ch.*, XVII, p. 46.

Moyenne de 7 cas :
Normal............... .... 0 282
0ᵍʳ,50 calomel...... 0,134

Nous pouvons donc conclure que le calomel est un excellent antiseptique intestinal et qu'il diminue considérablement, et plus qu'aucun autre, les putréfactions intestinales.

B. ANTISEPTIQUES SECONDAIRES. — Ceux-ci peuvent se diviser en trois classes, suivant qu'ils sont à base de créosote, d'acide salicylique ou à base de naphtol.

1) Médicaments antiseptiques créosotés ;

2) Médicaments antiseptiques salicylés ;

3) Médicaments antiseptiques naphtolés.

1) *Antiseptiques créosotés.* — La créosote de hêtre est un excellent antiseptique, ainsi que le démontrent les travaux de Morax. Mais c'est un médicament irritant, même en solution huileuse.

2) *Antiseptiques salicylés.* — Toute une série de ces médicaments dérivent *de l'acide salicylique.* Ce sel, d'après Ruhne (1), arrête les fer-

(1) RUHNE, *Deuts. med. Woch.,* 1892, p. 50.

mentations à la dose de 0,035 p. 1 000, mais il est irritant pour l'estomac et diminue rapidement l'appétit.

Le *salicylate de soude*, à la dose de 10 p. 1 000, serait à considérer comme un antiseptique excellent, mais étant rapidement absorbé, il ne peut servir à la désinfection du gros intestin.

Le *salol* (salicylate de phénol), le *bétol* (salicylate de naphtol), l'*eucalyptol* (acide salicylique et essence d'eucalyptus), par prises de $0^{gr},10$ toutes les deux heures, ont un inconvénient : ils renferment ou produisent par leur décomposition des corps irritants pour la muqueuse intestinale, ou légèrement toxiques pour les enfants.

Aussi, préférons-nous les trois corps suivants :

Le *salacétol* (salicylate d'acétol), poudre insoluble qui se dédouble dans l'intestin en acide salicylique et acétol ; il est moins irritant que les autres sels salicylés et pas toxique du tout, même à la dose de 2 à 3 grammes par jour.

Son action antiseptique est réelle, sans pouvoir être comparée à celle du calomel.

Enfant.			Indol.	Phénol.
1er jour. Salacétol	0gr,50	0,035	0,038
2e — . —	0gr,50	0,030	0,025
3e — —	0gr,50	0,020	0,025
4e — —	0gr,50	0,010	0,020
5e — —	0gr,50	0,015	0,005

Ces chiffres peuvent ici être envisagés comme mesure vraie de l'influence du salacétol, puisque Baumann a démontré que l'acide salicylique n'a aucune influence sur la production des corps aromatiques.

Le salacétol peut donc être regardé comme un excellent antiseptique intestinal; de plus, il n'est pas irritant, ni toxique même pour les enfants. Enfin, il peut être administré avec le repas et ne nécessite pas une diète absolue comme le calomel. Il n'est ni constipant, ni laxatif.

Le *salicylate de bismuth*, vanté par Vulpian, est moins actif que le salacétol, il se dédouble dans l'intestin en acide salicylique et en oxyde de bismuth.

Il résulte des expériences de Riegner (1) que ce sel peut être considéré comme un excellent

(1) Riegner, *Deuls. med. Woch.*, 1898, p. 391.

désinfectant intestinal. Legendre, par contre, le considère comme peu antiseptique. Ce médicament est surtout indiqué dans la forme diarrhéique ($0^{gr},50$ deux à quatre fois par jour).

Le *salicylate de magnésie* se donne dans les cas de constipation et aux mêmes doses.

3) *Antiseptiques naphtolés.* — Bouchard a beaucoup vanté le *naphtol* β (trois fois par jour, $0^{gr},50$). Il a prouvé qu'avec ce médicament, on peut obtenir des matières fécales sans odeur et des urines moins toxiques. Il ne produit aucun accident vésical ou cutané, comme le fait souvent la naphtaline, substance qui diminue notablement les sulfo-éthers.

Le gros inconvénient du naphtol, c'est qu'il provoque de la chaleur à l'épigastre et des éructations. Hayem l'accuse même d'épuiser la sécrétion de l'acide chlorhydrique.

Il n'est plus employé actuellement.

Le *benzonaphtol*, à peu près insoluble dans l'eau, traverse l'estomac sans se modifier, et se dédouble dans l'intestin en acide benzoïque et en naphtol.

Théoriquement, ce serait un antiseptique idéal puisqu'il désinfecte l'intestin par le naphtol et le rein par l'acide benzoïque. Il a sur le naphtol β l'avantage, d'après Gilbert et Le Gendre, de ne pas irriter la muqueuse de l'estomac et de n'exercer aucune action sur la composition du suc gastrique.

On donne le benzonaphtol à la dose de $0^{gr},50$, cinq à dix fois par jour.

Gilbert et Galbrun ont étudié le pouvoir antiseptique de ce sel par la numération des microbes des fèces. Sous l'influence de 3 à 4 grammes par jour, ils ont vu le nombre de microbes du milligramme de matières fécales tomber de 47 212 à 28 280, puis à 13 485, ce qui représente une diminution de 55 p. 100 en moyenne.

Ewald le recommande de son côté, tout en lui attribuant des coliques et des diarrhées qui ont disparu rapidement, dès qu'on a suspendu l'usage du médicament.

Riegner, dans ses expériences déjà citées, ne lui reconnaît aucune valeur antiseptique et beaucoup d'auteurs le regardent comme désodorisant plutôt que comme microbicide. Aussi ce médicament n'est-il plus employé en Allemagne, ni en Suisse.

Notre expérience nous paraît aussi défavorable à son emploi et jamais nous n'en avons vu un bon effet.

Malheureusement, comme Baumann l'a démontré (1), l'acide benzoïque augmentant les sulfo-éthers et le naphtol de même, on ne peut se servir du dosage des sulfo-éthers pour examiner son influence antiseptique.

L'*ichthyoforme*, dont nous nous sommes beaucoup servi depuis les travaux de Galli Valério, nous paraît supérieur encore au salacétol.

Nous l'employons aux mêmes doses : $0^{gr},50$ chez l'enfant, $0^{gr},75$ chez l'adulte, une à trois fois par jour si nécessaire.

II. — Les médicaments évacuants.

Huile de ricin. — C'est encore Morax qui s'est occupé de résoudre cette question scientifiquement (2).

---

(1) Baumann, *Zeit. phys. f. Ch.*, III, p. 45.
(2) Morax, *Zeits. f. phys. Ch.*, X. p. 318.

	Sulfo-éthers.
1er jour. Avant...........	0,200
2e — 15gr,0 huile de ricin..............	0,380
3e — 15gr,0 huile de ricin..............	0,340

Bartoschewitsch (1) :

	Sulfo-éthers.		Sulfo-éthers.
Avant...........	0,243	Avant...........	0,258
Avant...........	0,235	15 gr. huile....	0,452
15gr huile de ricin.	0,258	0 huile........	0,120

Purgatifs salins. — Rovighi (2).

	Sulfo-éthers.		Sulfo-éthers.
Avant......	0,264	Avant.........	0,193
Eau de Marienbad.	0,272	Eau de Carlsbad	0,286
—	0,138	—	0,210
		—	0,163

Nous pouvons donc conclure de ces faits qu'il est facile de vérifier que les purgatifs (huile ou sels) augmentent considérablement l'auto-intoxication pendant quelques heures, en remuant la vase intestinale, en décollant les matières adhérentes à l'intestin, en mettant les microbes en mouvement.

Si, cependant, on continue le lendemain l'examen des sulfo-éthers, on les voit diminuer

(1) BARTOSCHEWITSCH, *Zeits. f. phys. Ch.*, XVII, p. 46.
(2) ROVIGHI, *Zeits. f. phys. Ch.*, XVII, p. 33.

considérablement pendant quelques jours pour remonter peu à peu.

On s'explique fort bien l'état de malaise, les vertiges, les nausées, l'inappétence et même les vomissements dont se plaignent si souvent les malades le jour de la purgation et le bien-être des jours suivants.

Ce fait devrait attirer l'attention des chirurgiens qui opèrent souvent le lendemain d'une purgation alors que les malades se trouvent dans de mauvaises conditions de résistance.

Aussi mon excellent ami Roux a-t-il pris l'habitude de désinfecter ses malades plusieurs jours avant l'opération, ou pas du tout si le cas est trop pressant.

Gilbert et Dominici sont arrivés, par la numération des microbes, à des constatations analogues.

			Microbes par milligr. de mat. fécale.
1er jour.	Avant......................		67 000
2e	—	15 gr. sulfate de soude.......	272 000
		15 gr. sulfate de magnésie....	
3e	—	—	55 000
4e	—	—	1 350

La purgation amène donc une augmentation considérable des germes ; le lendemain, leur nombre diminue, mais ce n'est guère que le surlendemain que l'action du purgatif se manifeste et réalise une diminution très notable des microbes au moins pour quelques jours.

Voilà ce que nous montre la théorie. Examinons maintenant au point de vue pratique la désinfection intestinale.

2° La Désinfection intestinale.

Nous distinguons les désinfections humides et les désinfections sèches.

A. *Désinfection humide.* — Elle comprend une médication antiseptique, donnée le soir, et une médication évacuante, administrée le lendemain matin.

MÉDICATION ANTISEPTIQUE. — Le médicament de choix est :

Le *calomel,* donné en deux prises à deux heures de distance l'une de l'autre.

1re enfance........	0gr,02	pour une prise.
2e —	0gr,02 à 0gr,05	—
Adolescence	0gr,05 à 0gr,10	—
Adultes..........	0gr,10 à 0gr,15	—

La première prise est donnée *à jeun* quatre heures au moins après le dernier repas liquide et de préférence à huit heures du soir.

La deuxième prise, deux heures au moins après, à dix heures du soir.

Comme excipient et boisson, de l'eau cuite ou une infusion.

Lorsque le calomel n'est pas supporté par le malade (malaises, sueurs froides, vomissements) ou contre-indiqué (dilatation stomacale ou ptose gastrique), nous le remplaçons par le *salacétol* ou par l'*ichthyoforme* (1 gramme).

Le *salacétol* est donné pur sur la langue ou dans une cuiller à soupe de potage, ou dans un cachet.

La première prise sera absorbée pendant le dîner, qui sera maigre (pâtes, pudding sans viande), car la diète hydrique n'est pas indispensable comme avec le calomel.

La deuxième, deux heures après, avec une infusion aromatique.

		Par prise.	
Dans la 1re enfance, la dose est de		0gr.10	
— 2e — —		0gr,25	
Dans l'adolescence, —		0gr,25 à 0gr,50	
Chez l'adulte, —		0gr,75 à 1 gr.	

L'*ichthyoforme* sera donné aux mêmes doses et de la même manière que le salacétol.

Médication évacuante. — Le lendemain matin, à la première heure, on donne *l'huile de ricin*, à la dose de 5 à 15 grammes suivant l'âge, mélangée moitié avec du sirop de gomme ou du sirop de cassis.

Ce mélange donne une émulsion blanche ou rouge, de goût et d'aspect agréables et que même les enfants avalent sans sourciller avec une tasse de thé léger. Deux heures après, on donnera du bouillon maigre d'avoine.

Cette désinfection humide sera répétée en général après *dix jours, puis à intervalles croissants de quinze, vingt, vingt-cinq jours,* etc., afin de déshabituer peu à peu l'intestin de ce secours.

Suivant le degré d'intoxication (indiqué par la courbe des substances aromatiques), *la constante à ajouter à chaque intervalle sera autre.*

Si l'auto-intoxication est grande, la constante à ajouter sera plus petite; au lieu de cinq jours, ce sera deux ou trois ou quatre jours; les désinfections auraient lieu, dans le premier

cas, aux intervalles de 12, 14, 16 jours, etc.,
ou de 10, 14, 18 jours, etc., dans le dernier.

*Si l'auto-intoxication est faible, la constante
ajoutée sera plus grande* (6, 8, 10 jours, au lieu
de cinq jours).

B. **Désinfection sèche.** — Lorsque, malgré
les désinfections humides répétées, les courbes
d'indol et de phénol se maintiennent élevées,
nous donnons, pendant des périodes plus ou
moins grandes :

Dans les formes constipées, des poudres de
salacétol, $0^{gr},25$ à $0^{gr},50$. Une à quatre doses par
jour aux repas, ou d'ichthyoforme $0^{gr},25$ à
$0^{gr},75$ une à trois doses par jour.

Nous agissons de même, lorsque les désinfections humides sont contre-indiquées (gastro-
entéroptoses).

Dans les formes diarrhéiques, je remplace
quelquefois le salacétol par le salicylate de bismuth aux mêmes doses ou par l'huile de foie
de morue créosotée (1 p. 100), qui donne des
résultats remarquables à la dose d'une cuiller
à café deux ou trois fois par jour.

III. — Enlever par l'entéroclyse les produits putréfiés qui se trouvent dans le côlon.

Le régime antiputride et les désinfections intestinales empêchent, dans une mesure très appréciable, la formation et l'accumulation des produits de la putréfaction azotée qui apparaissent dans le gros intestin sous l'influence des microbes.

Mais ces deux moyens, malgré leur efficacité incontestable, ne sont pas suffisants pour empêcher complètement la formation de ces poisons intestinaux, et surtout ils ne protègent en rien l'organisme contre la pénétration de ces poisons dans le sang (auto-intoxication intestinale).

L'évacuation de ces produits remplira seule cette indication.

L'entéroclyse ou irrigation intestinale est particulièrement indiquée pour obtenir ce résultat. Car, comme nous l'avons vu, la putréfaction azotée qui accompagne l'entérite membraneuse ne se produit que dans le gros intestin.

Si nous parvenons par l'entéroclyse à laver

d'une manière convenable cette partie de l'intestin, nous aurons rempli, d'une manière fort satisfaisante, l'indication que nous avons posée.

Bien plus, l'eau de l'entéroclyse n'est pas complètement rendue, il en reste une partie plus ou moins grande dans l'intestin, quelquefois même 1/2 litre et plus. Cette eau sera absorbée, produira un lavage du foie, du sang et du rein qui entraînera dans une diurèse rapide et abondante toutes les scories de la nutrition et toutes les toxines qui avaient déjà pénétré dans l'organisme.

Enfin, l'entéroclyse sert d'eau de boisson et calme la soif inévitable des premiers jours de régime.

L'entéroclyse évacue donc à la fois par le lavage les produits de la putréfaction azotée qui se trouvent dans le côlon et, par la diurèse, ceux qui ont déjà pénétré dans la circulation générale, c'est là la première et principale indication de l'irrigation intestinale.

En second lieu, l'entérite membraneuse se caractérise par la formation de glaires et de membranes de mucine, glaires et membranes gorgées de microbes. Elles sont, elles aussi, le siège de putréfactions considérables, car elles peuvent quelquefois séjourner longtemps dans les replis de l'intestin avant de tomber et de sortir avec les selles.

Un nettoyage, un décapage de l'intestin qui le débarrasserait à la fois des mucosités, des membranes et des microbes qu'elles contiennent serait donc des plus utile à la guérison de la maladie.

En troisième lieu, l'entérite membraneuse s'accompagne, dans la grande majorité des cas, d'une constipation spasmodique avec accumulation de matières fécales qui peuvent être sèches et sans grandes fermentations, mais qui peuvent aussi se trouver en amont des spasmes dans les dilatations localisées du côlon où les phénomènes de putréfaction sont extrêmement accentués.

Là encore l'évacuation régulière de ces matières évitera au malade des complications souvent sérieuses.

Ainsi l'évacuation des matières, l'évacuation des membranes, l'évacuation des produits toxi-

ques, telle est la triple indication de l'entéroclyse évacuante.

On peut en établir une quatrième : l'entérite chronique et une inflammation infectieuse du côlon : L'entéroclyse qui peut faire pénétrer jusqu'à la valvule de Bauhin les liquides évacuateurs, peut aussi porter des agents médicamenteux et microbicides, mais sans danger pour le malade.

C'est là l'indication de *l'entéroclyse antiseptique.*

1° *Entéroclyse évacuante.*

Le lavage se fait avec le sérum physiologique (eau salée à 7 grammes pour un litre d'eau soigneusement bouillie) et à la température de 38° à 42° C., suivant les cas.

C'est la solution qui irrite le moins l'intestin et celle qui provoque la plus forte diurèse. C'est pour cela que nous lui donnons la préférence sur toutes les autres. On peut y ajouter avec avantage des infusions de graines de lin ou de racines de guimauve.

MÉTHODE. — Pour faire un bon lavage d'intestin, il faut faire pénétrer le liquide jusqu'au cæcum, mais sans distendre l'intestin et sans l'irriter.

Or, ce n'est pas ce que l'on obtient avec la douche rectale, la sonde courte et la forte pression.

Le gros intestin, et surtout le gros intestin malade, est très contractile, il s'y produit des spasmes prolongés pour la moindre irritation, aussi n'est-il pas étonnant de voir une irrigation violente avec forte pression, déterminer des spasmes qui empêchent non seulement la sonde qui se recourbe, mais même l'eau, de pénétrer jusqu'au fond.

Je me sers de sondes anglaises de petit calibre, 0,005 à 0,008 millimètres de diamètre, mais longues de 0,50 centimètres, pour les enfants, de 1 mètre et plus, pour les adolescents et les adultes. Elles sont percées d'une ouverture à l'extrémité et d'une autre sur le côté (1).

La sonde est en communication par un court

(1) On peut se procurer ces sondes chez Microch-Goley à Lausanne et chez Delamotte à Paris.

tuyau avec un bock de deux litres, placé *au plus à 10 centimètres au-dessus du siège* du malade qui est couché sur le côté droit, les jambes repliées sur le ventre et le siège surélevé. *Le robinet étant ouvert*, on introduit alors la sonde de 1 à 2 centimètres dans le rectum, l'eau coule et ouvre l'intestin devant la sonde ; il est alors facile, après une minute, de pousser la sonde de 2 centimètres et ainsi de suite.

En introduisant la sonde lentement, centimètre par centimètre, en attendant chaque fois que l'eau ait ouvert le passage ou redressé la courbure, on arrive facilement, sans que le malade sente la moindre douleur et le moindre malaise, à introduire toute la sonde dans l'intestin et l'eau jusque dans le cæcum.

La quantité d'eau à introduire varie considérablement suivant les individus et, chez la même personne, suivant les jours. Tantôt elle sera de 500 c.c., tantôt de 1500 c.c.

S'il y a des reflux dans le bock, signe certain de spasme intestinal, s'il survient des malaises ou des douleurs quelconques, le lavage sera interrompu et renvoyé, même si la quantité d'eau est insuffisante.

L'eau du lavage sera rendue au premier besoin impérieux. Dans la plupart des cas, un bon tiers reste dans l'intestin.

Il est toujours bon de faire précéder le lavage d'un petit lavement évacuant.

INDICATIONS. — Nous avons vu que l'indication des lavages était d'évacuer les selles, les membranes et les produits toxiques. C'est dire que tous les entéritiques n'en ont pas besoin et que l'entéroclyse ne rentre nullement dans le traitement spécifique de cette maladie.

Nous avons l'habitude de ne les employer que dans les trois cas suivants :

1° Lorsqu'il y a à la fois constipation, beaucoup de membranes et auto-intoxication intestinale, caractérisée par des courbes élevées de substances aromatiques, les lavages sont tout à fait indiqués et ils amènent une détente rapide ;

2° Lorsqu'il y a auto-intoxication considérable seulement, les lavages sont aussi tout à fait indiqués, même s'il y a peu de membranes et des selles régulières, car il en résulte une modification heureuse de l'état général et la disparition de la plupart des malaises ;

3° Lorsqu'il y a beaucoup de membranes ou beaucoup de glaires, nous les employons avec grand avantage, car ils amènent une sédation rapide des douleurs.

Mais lorsque la constipation est la seule indication, les lavements d'huile sont beaucoup plus actifs et présentent moins d'inconvénients.

Lorsque l'entérite est bénigne, lorsque les membranes sont en quantité faible, nous ne conseillons pas les lavages, car le régime et les désinfections seront suffisants pour amener la guérison.

L'entéroclyse n'est pas en effet un remède indifférent.

Mal faite, elle distend l'intestin et augmente son atonie ; faite avec une pression exagérée, elle augmente le spasme ; trop souvent répétée, elle irrite l'intestin et exagère l'hypersécrétion glaireuse ; trop chaude ou trop irritante, elle provoque une entérite membraneuse artificielle.

Ces divers reproches sont tous fondés, mais, comme le fait remarquer avec raison Langenhagen, il faut surtout incriminer la façon dont sont faits les lavages plutôt que le procédé lui-même.

Si l'entéroclyse est faite avec les précautions indiquées, la plupart de ces inconvénients tombent ; il n'en est pas moins vrai qu'il ne faut pas en abuser.

Il faut savoir ordonner les entéroclyses quand cela est nécessaire, mais il faut savoir aussi les espacer et en déshabituer l'intestin dès que l'indication cesse d'être prédominante, car l'usage trop prolongé de la sonde entretient l'irritation de l'intestin. On les donnera alors seulement tous les deux jours, puis tous les trois jours, etc., jusqu'à ce que l'on puisse les cesser sans inconvénient.

CONTRE-INDICATIONS. — Dans l'entéroptose grave, dans l'atonie intestinale, l'eau pénètre facilement mais ne ressort pas : les lavages sont contre-indiqués.

Lorsque l'intestin est irritable, il se produit, sous l'influence du lavage, des spasmes du côlon avec reflux du liquide dans le bock ; ces spasmes sont souvent douloureux et contre-indiquent l'emploi de l'entéroclyse.

Enfin certains malades impressionnables, à réflexes intestinaux exagérés, éprouvent, sous l'influence du lavage, des douleurs telles qu'elles s'accompagnent de sueurs froides, de nausées, de menaces de syncopes.

Là encore il faudra renoncer aux lavages qui font plus de mal que de bien.

2° *Entéroclyse antiseptique.*

1° *Le lavage au tanin* (1 à 5 gr. pour 1 litre) peut être employé dans les formes diarrhéiques et dans les poussées aiguës. Cette substance, sans être extrêmement désinfectante, est anti-toxique, précipite les toxines intestinales en composés insolubles et constipe légèrement.

Il est inoffensif et son seul inconvénient est la légère irritation de la muqueuse qu'il cause et qui s'accompagne souvent de spasmes.

2° *Le lavage au colombo* (10 gr. pour un litre) offre les mêmes avantages et présente le même inconvénient, mais moins accentué que le tanin.

3° *Le lavage à l'eau oxygénée au* 1/12 (à la dose de 30 à 50 gr. pour un litre) est utile dans les poussées aiguës avec fétidité extrême des selles.

4° *Le lavage à l'ichtyol* (1 à 5 gr. pour 1 litre) donne de bons résultats au point de vue de la désinfection intestinale, mais il est souvent irritant chez l'enfant.

5° *Le lavage à l'eau boriquée* (30 à 40 gr. pour un litre), étudié et préconisé par Rovighi, est utile, mais dangereux, car plusieurs auteurs ont observé des phénomènes d'intoxication.

IV. — Combattre les symptômes prédominants qui accompagnent l'entérite membraneuse.

La constipation.

Combattre la constipation est, pour beaucoup de *malades* atteints d'entérite et souvent pour leur médecin, le but principal à atteindre

La constipation est, nous l'avons vu, très fréquente dans l'entérite membraneuse, mais elle n'est pas de nature atonique, mais bien de nature spasmodique.

Ce fait est d'une haute importance au point de vue thérapeutique ; *il nous montreque tous les médicaments et moyens physiques que l'on emploie dans la constipation atonique doivent être ici soigneusement évités*, car après avoir exonéré l'intestin, ils le laissent irrité et augmentent, par conséquent, la constipation.

Les aliments irritants, contenant beaucoup de cellulose (les légumes et les fruits), seront interdits.

Les graines irritantes de lin et de psyllium, que l'on conseille quelquefois et avec succès dans l'atonie intestinale, seront évitées. Les purgatifs drastiques : eau-de-vie allemande, jalap, etc., les purgatifs salins seront défendus.

Il en est de même de l'hydrothérapie froide et violente, du massage intestinal, du faradisme de la paroi abdominale ou du rectum.

Il faut éviter enfin dans la constipation spasmodique les cures thermales *violentes* avec les eaux de Carlsbad, Marienbad, Tarasp, Brides, etc.

Tous ces moyens, qui donnent des résultats remarquables dans la constipation atonique, ont un effet final déplorable dans l'entérite membraneuse.

Le seul purgatif que l'on puisse employer en cas d'urgence, le seul qui ne soit pas irritant et par conséquent pas nuisible, à la condition d'être employé à dose modérée et pas trop fréquemment, est l'huile de ricin. Pour les enfants, on peut le remplacer quelquefois par le sirop de manne ou la manne en larmes (15 à 30 gr.).

Mais ces deux médicaments sont des médicaments d'urgence et ne sauraient être employés dans le traitement curatif de la constipation spasmodique de l'entérite membraneuse.

Voici comment nous procédons.

1° *Lavages de l'intestin*. — Un des premiers moyens conseillés par les auteurs est le *lavage intestinal*, fait avec la solution physiologique.

Nous avons vu qu'il n'est ni indiqué, ni indispensable dans tous les cas d'entérite et que son but principal n'est pas l'exonération de l'intestin. Mais il est certain qu'il y contribuera sans que l'on puisse le regarder comme un moyen curatif de la constipation spasmodique.

En tout cas, plus le spasme est intense, contrairement à l'opinion de Lyon, plus on augmentera la température du lavage (40° et au-dessus), plus on diminuera et la pression et la quantité de liquide introduite (500 c. c., et même moins), et plus le malade aura de bénéfices à garder longtemps le liquide dans l'intestin.

2° Lavements d'huile. — Mais le meilleur remède contre la constipation de l'entérite membraneuse est le *traitement systématique par les lavements d'huile.*

Introduits dans la thérapeutique par Kussmaul et Fleiner, ils remplissent toutes les indications ; ils ramollissent les fèces ; ils les décollent de la paroi qu'ils lubrifient ; ils sont calmants et diminuent le spasme de l'intestin, enfin ils diminuent la résorption des substances toxiques produites par les selles.

On peut les employer sous forme de lavages ou sous forme de lavements.

Les *lavages d'huile* sont surtout à conseiller,

lorsque le siège de la constipation est très élevé. Chez l'adulte, 400 à 500 cent. cubes d'huile pure (olive, pavots, sésame) et fraîche, chauffée à 40°. Chez les enfants, 50 à 150 cent. cubes seront introduits dans l'intestin avec le bock, le malade étant étendu sur le lit avec le siège élevé.

L'huile doit pénétrer lentement avec une pression aussi faible que possible (10 à 15 cm.). Aussi faut-il employer une longue sonde à large ouverture, et 15 à 20 minutes seront-elles nécessaires pour introduire l'huile.

On peut se servir avec avantage, pour ces lavages, du petit appareil dit l'*oléoclysme de Bourget* et d'eau légèrement ichtyolée pour faire monter l'huile. Cet appareil rend l'introduction de l'huile beaucoup plus rapide et évite que le bock et les tuyaux de caoutchouc soient souillés par l'huile, car ils sont d'un nettoyage difficile, surtout les tuyaux rouges. On emploiera pour cela l'alcool.

Si la selle ne se produit pas dans les quatre heures qui suivent le lavage, on donnera un lavement chaud.

Ces lavages d'huile seront continués chaque

jour jusqu'à ce qu'ils soient suivis d'une selle molle, spontanée et suffisante. On diminue alors leur fréquence et les quantités d'huile introduites.

Les *lavements d'huile*, suffisants lorsque le siège de la constipation est bas (S iliaque), sont beaucoup plus simples, plus faciles et moins coûteux.

Le soir, au lit, on introduit dans le rectum, avec une seringue en verre munie d'un petit embout recourbé en caoutchouc durci, 30 à 60 cent. cubes d'huile chauffée à 40° ou 45°. Le malade garde ce lavement jusqu'au matin, si possible.

Les lavages et les lavements d'huile peuvent donc être envisagés, grâce à leur action anti-spasmodique, comme **un** traitement spécifique et pathogénique de la constipation spasmodique qui caractérise l'entérite chronique.

Mais ils ne sont pas toujours supportés, et, lors même que l'on emploie une huile absolument pure et fraîche, on voit survenir quelquefois du ténesme rectal, fort douloureux, qui oblige à en suspendre l'emploi.

Enfin ils ne suffisent pas toujours.

Dans ces deux cas, nous devons recourir au traitement médicamenteux ou thermal.

3° **Traitement médicamenteux.** — Nous employons dans ce cas deux laxatifs légers et non irritants :

Les extraits fluides de Cascara sagrada et de Rhamnus frangula (Pharm. américaine). — On prend ces deux médicaments sous forme de gouttes et dans un peu d'eau, immédiatement avant le dîner.

On commence chez les enfants par 5 gouttes, chez les adultes par 10, et on peut aller, si c'est nécessaire, peu à peu et progressivement, chez les enfants jusqu'à 50, chez les adultes jusqu'à 100 gouttes. Dès que la dose suffisante pour amener une selle spontanée est atteinte, on la continue jusqu'au moment où la selle devient molle ; on diminue alors lentement et progressivement d'une goutte chaque fois, jusqu'à ce qu'on puisse se passer du médicament.

La réguline. — Depuis une année, nous employons dans la constipation spasmodique et avec grand avantage un nouveau médicament proposé par le professeur Schmid (de Dresde) : la réguline.

Ce médicament, d'origine végétale, n'est pas un laxatif ; mais, sous l'influence de l'humidité et de la chaleur qu'elle trouve dans l'intestin, la réguline gonfle et devient visqueuse.

La selle avec laquelle elle est intimement mélangée augmente de volume, devient plus molle et progresse mécaniquement. C'est donc le médicament spécifique de la constipation spasmodique.

Ce médicament se donne à la dose de une cuiller à café une à trois fois par jour, aux repas, délayée dans de la purée de pommes de terre.

On diminue, ou augmente la dose suivant l'effet produit, tout en continuant les petits lavements d'huile.

4° ***Traitement thermal.*** — Les cures thermales violentes sont absolument contre-indiquées. Toutes les cures devront être des cures très faibles et les quantités d'eau ingérées très minimes (50 à 150 gr.).

Carlsbad est très employé en Allemagne pour combattre la constipation de l'entéritique chronique. On emploie de petites doses de *Sprudel* à l'intérieur et des infusions rectales de 200 à 500 centimètres cubes à 40° de la même source.

Marienbad, Hombourg sont employés dans les mêmes conditions.

Tarasp-Vulpera, en Suisse, qui a l'avantage de joindre l'action thermale à un climat alpin de 1 400 mètres, donne souvent de bons résultats, mais, je le répète, à la condition de n'employer que de petites doses d'eau. On y joint l'action tonique des bains d'acide carbonique.

Comme dans les autres stations thermales, les résultats favorables se manifestent surtout après la cure, car pendant la cure il n'est pas rare de voir la constipation augmenter.

En France, on conseille, pour combattre la constipation de l'entérite membraneuse, les eaux de *Châtel-Guyon, source Gubler*, ou mieux *Marguerite*.

Ce sont des eaux excitantes qui nous paraissent beaucoup plus indiquées dans la constipation atonique que dans l'entérite chronique.

Lorsque cependant le spasme n'est pas trop intense, on voit les malades retirer un grand bénéfice de leur séjour à Châtel-Guyon.

C'est donc l'entérite membraneuse refroidie au stade « chiffon » qui, seule, bénéficiera de Châtel-Guyon.

Ces eaux sont, par contre, très indiquées dans les complications hépatiques de l'entérite membraneuse.

Le spasme intestinal.

Alors que le spasme peut être produit par des causes multiples, il est entretenu, dans l'entérite non encore refroidie, par l'inflammation du côlon.

Au début, dans la période de chaleur, le *fuseau de caoutchouc* est formé à la fois par le spasme et par la congestion inflammatoire de la paroi du côlon.

A mesure que l'entérite se refroidit, cette congestion diminue, et le spasme seul reste, le *fuseau* disparaît et fait place *au tuyau de caoutchouc*, qui persiste pendant de longues semaines, en se relâchant de plus en plus, à mesure que l'inflammation se refroidit.

Mais, jusqu'à sa disparition complète, un rien le fait revenir ; un massage intempestif, une irritation par une diète imprudente suffisent à le reproduire, lui et ses conséquences.

La première de ses conséquences est la constipation spasmodique dont nous venons de parler.

A côté de cette première conséquence, il s'en produit deux autres : d'une part, des douleurs plus ou moins vives, plus ou moins sourdes (*coliques sèches*) ; d'autre part, la dilatation intestinale en amont du spasme, avec des phénomènes de putréfaction azotée considérable dans la poche intestinale ainsi formée.

Le spasme est donc, grâce à ces conséquences, un symptôme d'une importance considérable et qui doit attirer toute l'attention du médecin traitant, mais ce n'est qu'un symptôme, qui est bien loin de constituer à lui seul toute la maladie, comme Lyon paraît l'admettre.

Le spasme, suivant son intensité, sera combattu par des moyens hygiéniques, par des moyens physiques et par des moyens médicamenteux.

1° **Moyens hygiéniques**. — Repos moral. — Conseiller une vie calme, tranquille, à la campagne, loin des émotions, loin des occupations et des soucis inhérents à la profession ou au ménage.

Repos intellectuel. — Exiger au début un repos complet lorsque la chose est possible. Éviter les veilles et le travail du soir, lorsque le travail professionnel peut être repris.

Repos physique. — Le repos physique est indispensable.

Dans les cas sérieux, prescrire le repos au lit pendant quelque temps, sur la chaise longue ensuite. Dans les cas moins graves, éviter toutes les veillées, tous les exercices violents. Se coucher tôt, se lever tard si possible.

Pour tous, on défendra les secousses de la course, des escaliers, de la voiture, du cheval, de la bicyclette, de l'automobile, car elles augmentent considérablement l'état spasmodique de l'intestin.

Le repos sera surtout exigé pour les femmes au moment des époques, car on sait combien à ce moment les poussées intestinales sont fréquentes.

Psychothérapie. — On connaît toute l'influence qu'exerce le moral sur l'état physique. Les malades souvent déprimés, désespérés, seront remontés.

On leur expliquera la nature de leur maladie, l'auto-intoxication qui en résulte, les symptômes physiques et nerveux qui en découlent, les phobies qui les accompagnent.

Lorsque le malade aura compris qu'il n'est pas une exception, que les symptômes pénibles qui le tourmentent se retrouvent aussi chez d'autres, il se rassurera.

Alors on pourra lui montrer que la maladie dont il souffre est longue, sujette à des hauts et à des bas, à des périodes bonnes et mauvaises, mais qu'elle est guérissable et qu'avec sa guérison disparaîtront tous les symptômes qui l'ont accompagnée.

Il est indispensable, en effet, que le malade ait la plus grande confiance dans son traitement pour accepter de suivre un régime long et ennuyeux, pour y consacrer le temps nécessaire, pour supporter sans désespérance les mauvais jours qui sont inévitables, même avec un traitement bien compris, bien appliqué et bien suivi.

CLIMATOTHÉRAPIE. — On peut guérir une entérite dans tous les climats. Il n'en est pas moins vrai qu'il existe des climats défavorables et des climats favorables au traitement de l'entérite.

L'air de la mer, les bains de mer surtout sont excessivement défavorables aux entérites chroniques. Le séjour au bord de la mer sera donc interdit aux entéritiques membraneux, et on les en éloignera s'ils y demeurent.

Un climat humide et très chaud augmente considérablement la putréfaction intestinale ; il en est de même du séjour dans les grandes villes, où les causes d'infection, de réinfection et de contagion sont toujours beaucoup plus fréquentes.

Le séjour à la campagne, lorsqu'il est possible, sera donc toujours à conseiller.

Mais le climat le meilleur et le plus favorable est le climat de mi-montagne, comme dans toutes les maladies infectieuses. Ce climat est de plus sec et tonique ; il augmente l'appétit, stimule les forces de défense de l'organisme. Nous conseillons au printemps et en automne un séjour dans le climat subalpin, 400 à 800 mètres ; en été, un climat alpin moyen de 800 à 1 500 mètres.

Le séjour dans les hautes Alpes ne convient pas en général aux malades atteints d'entérite, car ils dorment mal, ils sont très nerveux et excitables, et les spasmes intestinaux et la constipation qui en résulte augmentent considérablement.

Vêtement. — Les malades atteints d'entérite chronique sont des sujets affaiblis et anémiés par l'auto-intoxication intestinale et par la nutrition insuffisante. Leur circulation est mauvaise ; ils ont toujours froid ou ils transpirent aux mains, aux pieds, au front, sous forme de moiteurs froides subites.

Aussi est-il indispensable que les malades soient chaudement habillés, qu'ils portent des chaussures chaudes et, sur le ventre, une ceinture de flanelle, car le froid extérieur, le froid aux pieds et le refroidissement général exercent une action fâcheuse sur le spasme intestinal. Lorsqu'il pleut ou qu'il neige, on conseillera les *snow-boots*.

2° **Moyens physiques**. — Destinés à combattre le spasme intestinal, ils consistent dans l'application de la chaleur humide, de l'électrothérapie, de la photothérapie et du massage vibratoire.

Frictions sèches. — Les frictions sèches ou au gant de crin, en faisant mieux travailler la peau, le massage général, l'*abdomen excepté*, en ranimant la circulation périphérique, ne sont que des adjuvants du traitement dans la deuxième période.

Chaleur humide. — L'hydrothérapie est très mal supportée par les malades atteints de spasmes, car ils sont faibles et n'ont pas de réaction ou une réaction incomplète. Seuls quelques malades plus vigoureux bénéficieront du drap mouillé rapide avec friction et d'une douche écossaise faible sur le ventre.

Chez les autres, les applications tièdes, générales ou locales, seront seules indiquées.

Les *applications générales* chaudes ou tièdes se font soit sous forme de *lavages* de tout le corps, soit sous forme de *douches en pluie ou en collier* sur la colonne vertébrale, soit sous forme de *demi-bains*, avec aspersion sur le rachis, soit enfin sous forme de *bains complets chauds* à 35°, de 30 minutes à 1 heure et demie.

Ces moyens, surtout lorsqu'on les pratique le soir au moment du coucher, sont calmants ; ils diminuent l'entérospasme et sont très utiles pour combattre l'insomnie.

Les *bains de boue* (Franzensbad, Marienbad, Carlsbad, Bormio, Aqui, Dax, etc.) agissent dans le même sens, mais ont un effet plus immédiat sur le spasme intestinal.

Les *applications locales* se font sous forme de *compresses* de thé, de camomille, de tilleul ou même d'eau chaude, appliquées sur le ventre avec de la mousseline recouverte d'une flanelle, pendant une ou deux heures.

Si le spasme est douloureux, on aura recours aux *cataplasmes* Langlebert ou, mieux encore, aux *cataplasmes* de farine de lin, qui sont beaucoup plus actifs.

Les *compresses Priessnitz* s'emploieront dans les cas de plus longue durée. On les fait avec une compresse froide ou chaude, une toile imperméable et une flanelle, et elles restent sur le ventre pendant toute la nuit.

Nous leur préférons les *cataplasmes de boue* quand la chose peut se faire, car ils ont une action beaucoup plus puissante et une durée plus grande, et ils nous ont donné, dans presque tous les cas où nous les avons employés, d'excellents résultats.

Nous avons expérimenté plus spécialement le *Fango de Battaglia*, boue fortement radioactive ; mais les cataplasmes de boue peuvent être faits tout aussi bien avec les boues de Dax et de Franzensbad.

Traitement thermal. — Ceci nous conduit à examiner l'influence du traitement thermal sur l'entérite membraneuse.

Le séjour dans une des stations plus spécialement indiquées dans cette maladie : *Plombières* et *Châtel-Guyon*, offre un grand nombre d'avantages sur le traitement à domicile.

Il procure en effet aux malades le repos physique, moral et intellectuel dont ils ont besoin ; ils y trouvent un bon air, et cela déjà exerce sur leur santé une influence excellente.

Ils y trouvent ensuite les applications chaudes locales ou générales, qui leur sont utiles.

Enfin on leur fait et on leur apprend à faire les lavages intestinaux avec toute la prudence nécessaire.

Mais, — et c'est là la contre-partie, — presque tous les malades se plaignent de ne trouver dans les hôtels et pensions de ces stations qu'une cuisine médiocre et nullement adaptée à la maladie dont ils souffrent.

Or, nous l'avons vu, le régime est dans l'entérite de toute première importance ; aussi, tant que les stations thermales ne l'auront pas compris, tant qu'elles n'auront pas mis à portée des malades le régime adapté à leur maladie, nous ne pourrons pas conseiller aux malades d'y aller.

Alors qu'en Allemagne, dans presque toutes les villes thermales, le malade trouve dans chaque restaurant une *table Kurgemœss*, lui offrant et lui indiquant sur la carte les mets autorisés dans sa maladie ; en France, au moins à ma connaissance, seuls un hôtel de Plombières et un hôtel de Châtel-Guyon offrent aux malades une table adaptée à la maladie dont ils souffrent et un régime capable de les guérir.

Les eaux de Plombières offrent en outre deux autres avantages qui les rendent précieuses dans le traitement de la phase spasmodique de l'entérite chronique.

Leur minéralisation n'entre guère ici en ligne de compte, car elle est très faible ; mais, par contre, elles sont hyperthermales (70°) et extrêmement radio-actives.

Leur haute température leur permet d'agir par les bains prolongés sur le système nerveux et par les applications locales sur l'entéro-spasme.

Leur radio-activité a été mise en lumière par Curie (1) ; elle est considérable et dépasse celle de toutes les autres stations thermales de la France. Elle est nulle à Châtel-Guyon, de 4,2 à Néris, de 5,7 à Luxeuil et de 28 à 47 à Plombières, suivant les sources.

(1) HAMAIDE, *Presse méd.*, 1904, p. 339.

Cette radio-activité n'est pas due à un sel de radium dissous dans l'eau, mais bien seulement à des émanations radio-actives transmises, car elles se perdent assez rapidement. Ce qui explique pourquoi les eaux ont une action beaucoup plus puissante à la source que quand elles sont transportées.

Or, les émanations radio-actives exercent avant tout une action sédative pouvant même aller, suivant la quantité de radium, jusqu'à la paralysie, ce qui explique l'action calmante des eaux de Plombières sur le système nerveux et sur l'entérospasme.

En outre, le radium paraît activer les phénomènes vitaux des glandes, des tissus et des organes. Si cette propriété des corps radioactifs se vérifie, ce serait une indication de plus pour employer les eaux de Plombières dans l'entérite.

Plombières est donc tout indiqué dans l'entérite membraneuse, lorsque l'entérospasme est marqué et que l'état nerveux du malade est particulièrement développé.

Néris et *Luxeuil* ont des indications semblables.

Châtel-Guyon, nous l'avons vu, est fortement minéralisé, de thermalité faible, et ne présente aucune émanation radio-active. Il n'est donc pas indiqué dans le traitement ni de l'entérospasme, ni de la phase spasmodique de l'entérite, ni des troubles nerveux qui l'accompagnent généralement.

L'indication précise de Châtel-Guyon serait, d'une part, comme nous l'avons vu, la constipation atonique; d'autre part, ¡la phase atonique refroidie et les complications hépatiques de l'entérite membraneuse.

ÉLECTROTHÉRAPIE. — Nous avons déjà vu que les procédés électriques énergiques, employés dans l'atonie intestinale, sont excessivement nuisibles dans l'entérospasme, car, comme les purgatifs drastiques, après avoir exonéré l'intestin, ils augmentent l'entérospasme et la constipation, qui en est la conséquence.

La faradisation générale, les bains électriques, la faradisation de l'abdomen et du rectum ne paraissent avoir donné que de mauvais résultats.

Par contre, le *courant constant galvanique*

ascendant avec large pôle positif sur l'abdomen paraît tout à fait indiqué pour combattre le spasme intestinal ; aussi est-il employé dans ce but, en Allemagne et en Suisse, avec d'excellents résultats.

En Angleterre, Herschell lui préfère le *courant sinusoïdal triphasé* avec une électrode dans le rectum et les deux autres sur les côlons ascendant et descendant. L'auteur assure avoir obtenu des résultats remarquables avec ce procédé.

Le *courant sinusoïdal* a été employé depuis par divers auteurs pour combattre l'entéro-spasme ; mais les résultats ne sont pas encore suffisamment constants pour entraîner une conviction définitive.

En France, le *procédé de Doumer* [galvanisation, en faisant passer d'une fosse iliaque à l'autre un courant aussi intense que possible (68 à 120 ma.), en renversant le courant toutes les minutes] et le *procédé de Delherm* (galvano-faradisation) sont recommandés chaudement par Lyon et Jouaust.

En tout cas, tout en reconnaissant à l'électricité une action des plus bienfaisantes sur le spasme, ce qui est d'une grande importance, il ne faut pas lui demander plus et lui attribuer des guérisons définitives, alors qu'elle ne peut produire que des améliorations temporaires en agissant sur un des symptômes de l'entérite.

PHOTOTHÉRAPIE. — Depuis quelques années, je me suis servi avec avantage, au point de vue du spasme et de ses conséquences, de la photothérapie et spécialement des radiations ultra-violettes.

Les rayons produits par des charbons spéciaux sont concentrés par un grand miroir parabolique, ce qui permet de les projeter et de concentrer la lumière sur l'abdomen.

MASSAGE VIBRATOIRE. — Le massage vibratoire avec effleurage, tel que le pratiquent les masseurs suédois, diminue considérablement le spasme intestinal, mais il doit être pratiqué par une main douce et experte, sinon il fait plus de mal que de bien.

3° *Médicaments.* — Lorsque le spasme est très fort, lorsque les coliques sèches sont intenses, certains médicaments sont indispensables.

A moins d'indication absolue, on évitera les opiacés et la morphine, qui ont le grave inconvénient de calmer un peu la douleur sans faire disparaître le spasme, et on prescrira *larga manu la belladone*.

On ordonnera la belladone soit en extrait (0,015 à 0,02 par pilule), une à trois par jour; soit en *teinture* (IV à VI et VIII gouttes), une à trois par jour.

Ce médicament diminue la douleur en diminuant le spasme: il diminue la constipation en ouvrant l'intestin spasmodiquement contracté; il empêche la stagnation des matières en facilitant l'exonération intestinale.

Lorsque la douleur est très vive, on peut lui associer le *phosphate de codéine*, à la dose $0^{gr},02$ à $0^{gr},05$ deux ou trois fois par jour, ou l'*héroïne* à la dose de $0^{gr},005$.

Les selles molles.

La forme diarrhéique de l'entérite membraneuse est, nous l'avons vu, produite ou bien par une participation de l'intestin grêle à l'infection intestinale, ou bien, plus rarement, par des ulcérations intestinales qui accompagnent quelquefois l'entérite chronique.

Dans le premier cas, les selles dépassent rarement le nombre de trois; dans le deuxième, elles sont nombreuses et contiennent souvent avec les glaires du pus et un peu de sang.

1° Régime.

Lorsqu'il s'agit d'une entérite mixte (jéjunum et côlon), le régime farineux intensif doit être remplacé par un régime farineux mitigé.

Dans ce régime, les pâtes doivent être remplacées par les purées de légumineuses et par la semoule, le tapioca, le sagou, le riz, le tout en quantité modérée. Le sucre sera diminué, ainsi que le beurre frais, qui ne sera autorisé qu'en petite quantité.

Tous les aliments solides ou liquides qui contiennent des acides végétaux seront interdits : les fruits, les légumes verts et aqueux, les choux, les haricots verts, les salades.

On proscrira de même le vin blanc, le cidre, le jus de fruits, les sirops de fruits, car les acides et les gaz qui s'en dégagent dans l'intestin grêle l'irritent et augmentent la diarrhée.

Les boissons gazeuses (bières, champagnes, eaux gazeuses) seront aussi défendues.

Le jus de myrtilles, la gelée et le vin de myrtilles, le thé, les infusions, le cacao dégraissé seront par contre recommandés. .

Enfin le cigare et la cigarette seront interdits ou diminués.

2° **Médicaments.**

Coliques molles.

Si les selles molles s'accompagnent de coliques (*coliques molles*), on donnera de l'*opium avec ou sans ipéca.*

On prescrira l'opium en pilule (extrait d'opium 0^{gr},02 ou en poudre (*poudre de Dower*, 0^{gr},20), une à trois fois par jour.

Pour les enfants, les doses seront proportionnées à l'âge.

Selles molles.

Si les selles sont molles et non accompagnées de douleurs, on s'adressera :

1° **Aux lavages astringents** (tanin, 10 grammes pour 1 litre; colombo, 10 grammes pour 1 litre);

2° **Aux poudres astringentes.** — Elles sont soit à base de tanin, soit à base de bismuth.

LES MÉDICAMENTS A BASE DE TANIN, grâce à leur astringence, grâce au fait qu'ils se combinent avec les toxines intestinales en composés insolubles, exercent une action des plus favorables sur l'élément diarrhéique de l'entérite.

Mais ils présentent un grand inconvénient : le tanin, par son action astringente sur la muqueuse stomacale, amène facilement des troubles dyspeptiques; aussi s'est-on efforcé de trouver des nouveaux sels de tanin insolubles dans le milieu acide de l'estomac et seulement décomposables dans le milieu alcalin.

C'est pourquoi le tanin pur est abandonné pour les composés suivants :

Le *tannigène* (acide acétique et tanin), dose : $0^{gr},50$, 3 à 4 fois par jour ;

La *tannalbine* (albumine et tanin), dose : $0^{gr},50$, 3 à 4 fois par jour ;

Le *tannoforme* (formaldéhyde et tanin), dose :
$0^{gr},50$, 3 à 4 fois par jour ;

Le *glutannol*, appelé depuis peu *turicine* (glutinène et tanin), dose : $0^{gr},50$, 3 à 4 fois par jour.

Nous avons abandonné le tannoforme, que nous trouvons trop irritant, et nous employons indistinctement, dans le cas de selles molles, le tannigène, la tannalbine et la turicine.

Certains malades réagissent mieux à l'un qu'à l'autre de ces médicaments, sans que nous ayons pu encore trouver des indications précises.

LES MÉDICAMENTS A BASE DE BISMUTH ont les mêmes avantages au point de vue de l'estomac que les médicaments à base de tanin et doivent être préférés au bismuth et à ses sels :

La *bismuthose* (albumine et bismuth), $0^{gr},30$ à $0^{gr},50$, 3 à 4 fois par jour ;

Le *dermatol* (sous-gallate de bismuth), $0^{gr},30$ à $0^{gr},50$, 3 à 4 fois par jour ;

Le *xéroforme* (acide phénique et bismuth), $0^{gr},30$ à $0^{gr},50$, 3 à 4 fois par jour ;

L'*eudoxine* (nosophène et bismuth), $0^{gr},30$ à $0^{gr},50$, 3 à 4 fois par jour.

Nous ne nous servons plus actuellement que de la bismuthose et du dermatol, qui donnent tous deux de bons résultats. Là encore nous voyons souvent un de ces médicaments échouer et l'autre réussir dans des cas en apparence semblables. Il faut essayer et changer souvent.

L'*héroïne* enfin dans les cas rebelles, soit en injections sous-cutanées, $0^{gr},005$ à $0^{gr},01$, soit à l'intérieur, donne de bons résultats ; mais il faut surveiller avec soin les malades qui ont une grande tendance à exagérer la dose jusqu'à l'héroïnomanie.

La faiblesse nerveuse.

L'auto-intoxication d'une part, le manque de nutrition de l'autre amènent quelquefois chez les malades atteints d'entérite chronique une faiblesse physique, morale et intellectuelle, si considérable qu'elle demande à être combattue énergiquement.

Il peut donc être utile d'employer quelques médicaments destinés à stimuler le système nerveux et à diminuer la dénutrition.

Augmenter la pression sanguine. — Outre le régime et les lavages d'intestin déjà décrits, il peut être utile, pour augmenter la pression sanguine, favoriser la diurèse et désintoxiquer ainsi l'organisme, d'employer les *hypodermo-clyses* (eau stérilisée, chlorure de sodium, 7 grammes pour 1 litre), 50 à 200 grammes injectés sous la peau.

Stimuler le système nerveux. — Dans le but de stimuler le système nerveux, nous avons employé d'abord en injections sous-cutanées, puis sous forme de pilules, la *lécithine*, à la dose de $0^{gr},05$ trois à cinq fois par jour, et cela avec succès dans une proportion notable des cas.

Le *rhomnol* (acide nucléinique), qui avait bien réussi dans les débuts, ne nous donne plus maintenant la même satisfaction.

Dans ces derniers temps, nous avons essayé la *phytine* (une capsule de $0^{gr},25$) trois à quatre fois par jour.

Les résultats sont encourageants.

Stimuler l'appétit. — Dans le désir de stimuler l'appétit, nous avons employé avec succès le *cacodylate de soude* (0^{gr},05) trois jours de suite, puis interruption de quinze jours en recommençant le cycle trois fois de suite.

En poursuivant plus longtemps, comme on le fait d'habitude pour d'autres maladies, on risque d'amener, grâce à l'élimination de l'arsenic par l'intestin, une forte poussée d'entérite.

Le *tannate d'orexine* (0^{gr},10 à 0^{gr},25, deux à trois fois par jour); l'*extrait fluide de condurango* (XX gouttes, deux à trois fois par jour); le *vanadate de soude* (0^{gr},005 deux fois par jour) se donnent avant le repas et sont très utiles pour stimuler l'appétit.

D. — *TRAITEMENT DES CRISES AIGUËS DE L'ENTÉRITE CHRONIQUE.*

Nous l'avons vu, le cours de l'entérite chronique est bien souvent interrompu par des crises ou des poussées aiguës qui sont dues à l'accumulation des produits de la putréfaction azotée.

Ces substances irritent la muqueuse et paralysent sa force de résistance; les microbes, dont la virulence a été exaltée, pénètrent dans la muqueuse intestinale, et il en résulte une poussée aiguë d'entérite qui pourra être plus ou moins limitée ou plus ou moins étendue suivant les cas.

Au point de vue clinique, nous pouvons en distinguer trois formes.

Crise glaireuse. — Comme les deux autres formes, elle est souvent annoncée par une diminution de l'appétit, par de l'agitation nerveuse, par quelques poussées sur la peau, ou autour de la bouche, ou sur les bords de la langue; mais, comme les deux autres aussi, elle peut se produire subitement sans aucun prodrome.

Elle débute par un malaise général, un état plus ou moins fébrile, des douleurs vives dans le ventre, dés vomissements et des selles glaireuses nombreuses.

Crise dysentériforme. — Elle ne diffère de la précédente que par son intensité et par des selles plus nombreuses et plus douloureuses, excessivement fétides et composées presque uniquement de glaires sanguinolentes, accompagnées d'épreintes et de ténesme rectal fort pénible.

Crise pseudo-typhique. — Elle débute comme les précédentes, mais prend dès le troisième jour toutes les allures de la fièvre typhoïde infantile : fièvre vive à grandes oscillations, ballonnement du ventre, splénomégalie, hépatomégalie, constipation opiniâtre.

Mais l'examen du sang montre une hyperleucocytose et, celui de l'urine, une absence de réaction diazoïque, ce qui permet de la distinguer de la fièvre typhoïde, avec laquelle on la confond souvent : on parle alors de fièvre muqueuse ou de poussée muqueuse.

Dans les villes qui ont un service de bactériologie, la recherche de la réaction de Widal sera très précieuse pour faire le diagnostic.

A la campagne, la diazoréaction d'Ehrlich suffit.

Enfin, vers la fin de la crise, qui peut durer de une à trois semaines, l'élimination abondante des membranes permettra de faire le diagnostic différentiel.

I. — *Traitement de la crise glaireuse aiguë.*

Le *repos au lit* est indispensable ; il est du

reste réclamé par les malades eux-mêmes, qui sentent leurs douleurs augmenter par le mouvement.

Sur le ventre, on appliquera des cataplasmes de farine de lin ou des compresses de camomille chaudes ; la nuit, des compresses de Priessnitz.

Régime. — Ce sera, les premières heures, pendant que durent les vomissements, la *diète hydrique pure*, eau pure ou infusions (tilleul, camomille, fenouil, anis, menthe) ou du thé avec ou sans cognac.

Le lait est absolument interdit.

Puis, lorsque les symptômes aigus seront calmés, le *régime des potages à l'eau* (farines maltées) sera institué pendant les jours suivants pour revenir peu à peu et lentement aux *potages à grains* (riz, semoule, tapioca, sagou, manioc), puis aux pâtes, enfin aux mélanges de lait et de laitages, etc.

Désinfection intestinale. — Si, malgré ce régime sévère, les signes d'infection intestinale persistent, si les selles contiennent des scybales ou des concrétions, si elles répandent une odeur très fétide ou acide, l'évacuation complète s'impose, et on procédera à une *désinfection de l'intestin*.

Autant le calomel est permis et indiqué dans l'entérite chronique, autant il faut s'en méfier dans la crise aiguë, où il transforme la crise glaireuse en crise dysentériforme.

On donnera donc du *salacétol*, deux à trois cachets de 0^{gr},50 dans la journée et de l'*huile de ricin*, 15 grammes le lendemain matin.

On peut aussi incorporer le salacétol dans l'huile de ricin, ou enfin donner des capsules d'huile de ricin et de salacétol fabriquées sur les indications de Bourget par Vittel, pharmacien à Nyon (Suisse).

On pourra remplacer le salacétol par l'ichthyoforme 10 grammes deux à trois cachets dans la journée ; chez l'adulte, faire suivre d'huile de ricin ou de sirop de figues, le matin à jeun.

Médication. — Si, malgré ces moyens la diarrhée persiste, on aura recours à l'*ipéca associé à l'opium*.

Pilule d'extrait d'opium...................... 0ᵍʳ,02

ou mieux :

Poudre de Dower........................ 0ᵍʳ,25
  (*pulvis ipecacuanæ opiatæ*)

Un à quatre cachets par jour chez l'*adulte*.

	Poudre de Dower.	
Nourrisson............	0ᵍʳ,01 à 0ᵍʳ,02	
Enfant...............	0ᵍʳ,02 à 0ᵍʳ,05	par cachet.
Adolescent...........	0ᵍʳ,10	

Un à quatre cachets par jour.
Cesser dès que cessent les coliques.

Si enfin, malgré ces moyens, la crise persiste, nous ordonnerons les médicaments astringents et antitoxiques à base de tanin ou de bismuth, qui se combinent fort bien à la poudre de Dower (*tannalbine, tannigène, turicine*) ou *bismutose, dermatol*.

Entéroclyse. — Lorsque la crise aiguë se termine et l'inflammation se refroidit, on peut faire quelques lavages intestinaux avec le sérum physiologique chaud ou la décoction de Colombo, 10 à 15 grammes pour 1 litre.

Mais, si le lavage est douloureux, s'il augmente le spasme, il vaut mieux attendre ou renoncer à son emploi, si ces symptômes persistent.

II. — *Traitement de la crise dysentériforme*.

Cette forme se traitera d'après les mêmes principes :

Régime. — Lit, cataplasmes, maillots.
Diète hydrique d'abord.
Pas de lait.
Puis successivement et à mesure que les symptômes s'atténuent, les potages aux farines sans lait, puis les potages aux grains et enfin les pâtes, le tout cuit à l'eau, etc.

Ne reprendre le mélange du lait que lorsque l'amélioration est très manifeste.

Désinfection intestinale. — Pas de désinfections humides, jamais de calomel.

La désinfection sèche à l'ichtyoforme (3 à 4 cachets de 0^{gr},75 chez l'adulte, de 0^{gr},30 chez l'enfant) donne de bons résultats et se combine fort bien à la médication par la poudre de Dower.

Médication. — *L'opium et l'ipéca aux mêmes*

doses que dans la forme glaireuse seront continués aussi longtemps que dureront les coliques ; le mieux est sous la forme de poudre de Dower.

Les *astringents* (tannalbine, tannigène, turicine, dermatol) à doses plus fortes seront administrés dès que la période aiguë sera passée et dès que les coliques commencent à diminuer. On les continuera quelques jours encore après que les selles seront devenues moulées.

Entéroclyse. — Le traitement sera complété par de petits lavages *sans aucune pres sion*, donnés avec la *décoction de racine d'ipéca*.

Chez l'enfant :

	Racine d'ipéca
Décoction	2 à 5 gr.
Eau	500 —
Laisser réduire à	400 —
Pour 2 lavages de 200 gr.	

Chez l'adulte :

Décoction	5 à 10 gr.
Eau	800 —
Laisser réduire à	600 —
Pour 2 lavages de 300 gr.	

On peut y ajouter, si nécessaire, à l'intérieur, la *décoction de colombo* 10,0 à 15,0/200, 1 cuiller à soupe toutes les deux heures.

Mais nous n'avons jamais eu besoin d'en faire usage.

III. — *Traitement de la crise pseudo-typhique.*

Cette forme sera traitée comme une fièvre typhoïde.

Régime. — *Repos au lit.*

Compresses sur le ventre, maillots tièdes ou froids dès que la température dépasse 38,5. Bains tièdes répétés dès que la température dépasse 39,5.

Le *régime* sera, au début, le même que dans la forme glaireuse, puis on passera rapidement *au régime des potages à l'eau*, quatre à six par jour, régime qui sera prolongé pendant toute la durée de la fièvre.

Pas de lait.

Pour éviter les inconvénients de cette alimentation sèche trop prolongée, ajouter du jus de citron frais, deux à quatre fois par jour.

Désinfection intestinale. — On fera prendre au malade, chaque jour, des désinfections sèches. Elles ne seront interrompues que le jour des désinfections humides, que l'on donnera tous les huit jours au moins et plus souvent si nécessaire.

Désinfections humides. — Elles seront données au *calomel*, qui est ici très bien supporté et qui sera suivi le lendemain d'huile de ricin.

Si le calomel est contre-indiqué (néphrite), il faut recourir à l'administration de deux cachets de salacétol ($0^{gr},75$ dans la journée), suivis le lendemain d'huile de ricin.

Désinfections sèches. — Entre les désinfections humides, on donnera, pendant toute la durée de la fièvre, des désinfections sèches :

1° *Salacétol*, $0^{gr},50$, deux fois par jour ;

ou bien :

2° *Salophène* (acétylparaamidosalol), $0^{gr},50$ deux fois par jour ;

ou mieux encore :

3° *Ichtyoforme*, 1 gramme deux à trois fois par jour chez l'adulte.

Chez l'enfant, $0^{gr},50$ deux à trois fois par jour.

Entéroclyse. — On fera des grands lavages de 1 à 2 litres chaque jour avec le sérum physiologique.

Hypodermoclyse. — Enfin, en cas de besoin, on se servira de l'hypodermoclyse, qui contribuera à la désintoxication de l'organisme.

IV. — *Traitement des complications.*

Leur traitement ne diffère en rien de leur traitement habituel, mais il sera combiné avec le traitement de l'entérite chronique, tel que nous l'avons étudié.

TABLE DES MATIÈRES

1722-07. — Corbeil. Imprimerie Éd. Crété.

Le premier Livre de Médecine, manuel de propédeutique pour le stage hospitalier, par les Drs BOUGLÉ, chirurgien des hôpitaux de Paris, et CAVASSE, ancien interne des hôpitaux. 1897, 1 vol. in-18 jésus de 978 pages et figures, reliure peau souple, tête dorée........ 12 fr.

Nouveaux Éléments de Pathologie médicale, par A. LAVERAN, membre de l'Académie des sciences et de l'Académie de médecine, et J. TEIS-SIER, professeur à la Faculté de médecine de Lyon, *4e édition*. 1894, 2 vol. in-8 de 1866 pages, avec 125 figures................... 22 fr.

Aide-mémoire de Pathologie interne, par le professeur Paul LEFERT. *6e édition*. 1899, 3 vol. in-18 de 858 pages, cart............... ;· fr.
Le même en 1 volume relié maroquin souple, tête dorée...... 10 fr.

Tableaux synoptiques de Pathologie interne, par le Dr VILLEROY. *2e édition*. 1899, 1 vol. in-8 de 208 pages, cart................ 5 fr.

Tableaux synoptiques de Médecine d'urgence, par le Dr DEBUSSIÈRES. 1902, 1 vol. gr. in-8 de 184 pages, cart...................... 5 fr.

Consultations médicales, thérapeutique et clinique, par le Dr HUCHARD, membre de l'Académie de médecine, médecin de l'hôpital Necker. *4e édition*. 1906, 1 vol. in-8 de 712 pages.................... 10 fr.

Nouvelles Consultations Médicales, par le Dr HUCHARD. *Nouvelle édition*. 1906. 1 vol. in-8 de 650 pages..................... 10 fr.

Clinique médicale de l'Hôtel-Dieu de Paris, par les professeurs TROUS-SEAU et PETER. *10e édition*. 1902, 3 vol. in-8, ensemble 2616 p.   32 fr.

La Pratique journalière de la Médecine dans les Hôpitaux de Paris, par P. LEFERT. 1895, 1 vol. in-18 de 300 p., cart............... 3 fr.

Lexique-Formulaire des Nouveautés médicales, par le professeur Paul LEFERT. 1898, 1 vol. in-18 de 336 pages, cart................ 3 fr.

Aide-mémoire de Médecine hospitalière. — Anatomie. — Pathologie. — Petite chirurgie, par le professeur Paul LEFERT. 1895, 1 vol. in-18 de 308 pages, cart..................................... 3 fr.

Conférences pour l'Externat des hôpitaux, par J. SAULIEU et A. DU-BOIS, internes des hôpitaux de Paris. *Anatomie*. 1901, 1 vol. gr. in-8 de 358 pages, avec 277 figures.................................. 8 fr.
— *Pathologie et Petite Chirurgie*. 1901, 1 vol. gr. in-8 de 350 pages, avec. 47 figures...................................... 8 fr.

Conférences de Médecine clinique pour l'Internat des Hôpitaux, par J. SAULIEU et A. DUBOIS. — T. I. *Tête, thorax, système nerveux*. 1902, 1 vol. gr. in-8 de 480 pages, avec 101 figures........... 10 fr.
T. II. *Cou, appareils digestif et urinaire*, 1902, 1 vol. gr. in-8 de 480 p., avec 122 figures................................... 10 fr.
T. III. *Appareil génital, membres et maladies générales*. 1903, 1 vol. gr. in-8 de 480 pages, avec 84 figures.................... 10 fr.

Le Carnet du Médecin, formulaires, tableaux du pouls, de la respiration et de la température, tableaux d'analyses d'urines et de bactériologie, comptabilité. 1 cahier oblong cart., papier souple.......... 1 fr. 25

Mois Médico-Chirurgical (Le), revue bibliographique mensuelle, publiée sous la direction du professeur Paul LEFERT, par numéro de 24 p. gr. in-8. Prix de l'abonnement annuel pour tous pays......... 1 fr.

Maladies Microbiennes en général, par le Dr Paul CARNOT, professeur agrégé à la Faculté de médecine de Paris. 3e tirage, 1908. 1 vol. gr. in-8 de 232 pages, avec 54 figures..................... 4 fr.

Streptococcie, Staphylococcie, Pneumococcie, Collibacillose, par les Drs F. WIDAL, J. COURMONT, L. LANDOUZY et A. GILBERT. 1906, 1 vol. gr. in-8 de 147 pages, avec 18 figures........... ˜3 fr. 50

Diagnostic et Traitement des Maladies infectieuses, par le Dr J. SCHMITT, professeur à la Faculté de médecine de Nancy. 1902, 1 vol. in-16 de 504 pages, cartonné............................... 6 fr.

Maladies communes à l'homme et aux animaux (*Tuberculose, Scrofule, Morve, Charbon, Tétanos*, etc.), par les Drs MOSNY, BERNARD, GALLOIS, GILBERT, FOURNIER, VAILLARD, BROUARDEL, etc. 1906, 1 vol. gr. in-8 de 428 p., avec 29 fig....................... 8 fr.

Les Pyosepticémies médicales, par le Dr G. ETIENNE. 1893, 1 vol. gr. in-8, de 389 pages.................................. 7 fr.

Fièvres éruptives, par les Drs B. AUCHÉ, H. SURMONT, L. GALLIARD, R. WURTZ, J. GRANCHER, A. NETTER, L. THOINOT. 2e tirage, 1908, 1 vol. gr. in-8 de 258 pages, avec 8 figures............. 4 fr.

La Diphtérie, par H. BARBIER, médecin des hôpitaux et ULMANN. 1899, 1 vol. in-16 de 92 p., avec 7 fig., cart...................... 1 fr. 50

Grippe, Coqueluche, Oreillons, Diphtérie, par les Drs A. NETTER, HUDELO, GRANCHER, BOULLOCHE et BABONNEIX. 2e tirage, 1908, 1 vol. gr. in-8 de 172 pages, avec 6 figures....................... 3 fr. 50

La Grippe, par le Dr EGGER. 1894, gr. in-8, 122 pages......... 3 fr. 50

Le Rhumatisme articulaire aigu en bactériologie, par les Drs TRIBOULET et COYON. 1900, 1 vol. in-16 de 96 pages, cart......... 1 fr. 50

L'Immunité vaccinale, par M. COSTE, 1900, gr. in-8, 90 p..... 2 fr. 50

Fièvre Typhoïde, par les professeurs P. BROUARDEL et L. THOINOT. 3e tirage, 1908, 1 vol. gr. in-8 de 240 pages, avec 16 fig......... 4 fr.

La Fièvre Typhoïde traitée par les Bains froids, par les Drs TRIPIER et BOUVERET. 1886, 1 vol. in-8 de 641 pages............. 6 fr. 50

Toxine et Antitoxine typhiques, par le Dr V. BALTHAZARD. 1903, 1 vol. gr. in-8 de 240 pages, avec 28 fig. et 8 pl. coloriées .... 8 fr.

Séro-pronostic de la Fièvre Typhoïde, par le Dr COURMONT. 1898, gr. in-8, 224 pages.................................. 5 fr.

Le Tétanos, par les Drs COURMONT et DOYON. 1899, 1 vol. in-16 de 96 pages, avec 4 figures, cartonné...................... 1 fr. 50

Paludisme et Trypanosomiase, par le Dr A. LAVERAN, membre de l'Institut. 2e tirage, 1908, 1 vol. gr. in-8 de 128 pages et 13 fig. 2 fr. 50

Nature parasitaire des Accidents de l'Impaludisme, par le Dr A. LAVERAN. 1881, in-8, 101 pages, avec 2 planches............... 3 fr. 50

Mouches et Choléra, par les Drs CHANTEMESSE et BOREL. 1906, 1 vol. in-16 de 96 p., cart................................. 1 fr. 50

Moustiques et Fièvre jaune, par les Drs A. CHANTEMESSE, professeur à la Faculté de médecine de Paris, et F. BOREL. 1905, 1 vol. in-16 de 96 pages, avec 2 cartes, cart............................. 1 fr. 50

La Fièvre jaune, par le Dr SELSIS. 1880, in-8, 96 pages........ 2 fr. 50

La Fièvre jaune, par le Dr FAGET. Gr. in-8, avec 109 tracés..... 4 fr.

Rhumatismes et Pseudo-Rhumatismes, par les professeurs F. WIDAL, J. TEISSIER et G. ROQUE. 2e tirage, 1908. 1 vol. gr. in-8 de 164 p., avec 18 figures.. 3 fr. 50

Les Albuminuries curables, par J. TEISSIER, professeur à la Faculté de Lyon. 1900, 1 vol. in-16 de 96 pages, cart................ 1 fr. 50

Albuminuries intermittentes (seconde enfance, adolescence), par le Dr H. GILLET. 1902, gr. in-8, 184 pages.................... 4 fr.

L'Albuminurie orthostatique, par le Dr VIRE. 1900, gr. in-8, 148 p., 4 fr.

L'Albuminurie dans le Diabète, par le Dr SALLÈS. 1893, gr. in-8, 210 pages... 5 fr.

Maladies de la Nutrition : Goutte, Obésité, Diabète, par H. RICHARDIÈRE et A. SICARD. 1907, 1 vol. gr. in-8 de 378 p., avec 15 fig....... 7 fr.

Le Diabète non compliqué, et son traitement, par le Dr LÉPINE, professeur à la Faculté de Lyon. 1905, 1 vol. in-16 de 96 p., cart. 1 fr. 50

Les Complications du Diabète, par le Dr LÉPINE. 1906, 1 vol. in-16 de 96 pages, cartonné...................................... 1 fr. 50

Le Diabète et son traitement, par F.-W. PAVY. 1908, 1 vol. in-8 de 154 pages, avec 8 planches.................................. 5 fr.

Régimes des Diabétiques, par L. CHAUVOIS. 1908, 1 vol. in-18 de 164 pages.. 3 fr.

La Contagion du Diabète, par le Dr G. HUTINET. 1905, 1 vol. in-16 de 164 pages.. 2 fr.

La Goutte et son traitement, par le Dr E. APERT, médecin des hôpitaux de Paris. 1903, 1 vol. in-16 de 96 p., avec fig., cart......... 1 fr. 50

La Goutte et les Rhumatismes, par les Drs RÉVEILLÉ-PARISE et CARRIÈRE. 1 vol. in-16 de 306 pages........................ 3 fr. 50

La Goutte. Moyens de s'en préserver et de s'en guérir par l'homœopathie, par WEBER. 1891, 1 vol. in-16 de 124 pages............... 2 fr.

Traité de la Goutte, par SYDENHAM. 1885, in-8, 110 pages...... 2 fr.

L'Obésité et son traitement, par le Dr LE NOIR, médecin des hôpitaux, 1907, 1 vol. in-16 de 96 pages, cart..................... 1 fr. 50

L'Obésité et son traitement, par le Dr G. LEVEN. 1905, 1 vol. in-16. 2 fr.

Des Brûlures, par les Drs BOYER et GUINARD. 1895, grand in-8, 182 pages.. 4 fr.

Du Chloro-Brightisme. Toxicité urinaire et oxydations dans la chlorose par le Dr CHATIN. 1894, gr. in-8, 116 pages............... 3 fr. 50

La Glande thyroïde et les Goîtres, par le Dr RIVIÈRE. 1893, gr. in-8, 148 pages, avec 2 planches.................................. 4 fr.

Cancer et Tuberculose, par le Dr CLAUDE. 1900, 1 vol. in-16 de 96 p., cartonné... 1 fr. 50

Contagion du Cancer, par le Dr FABRE. 1892, gr. in-8, 183 p..... 4 fr.

L'Acromégalie, par le Dr DUCHESNEAU. 1892, gr. in-8, 208 p... 5 fr.

La Radiographie appliquée à l'étude des Arthropathies déformantes, par le Dr BARJON. 1897, gr. in-8, 268 pages, 21 pl......... 7 fr. 50

L'Actinomycose pulmonaire, par le Dr NAUSSAC. 1896, gr. in-8, 136 p., avec figures .... 3 fr.

L'Eosinophilie, par le Dr V. AUDIBERT. 1903, gr. in-8, 321 p... 6 fr.

Sémiologie de l'appareil respiratoire, par H. BARTH, médecin de l'hôpital Necker. 1908, 1 vol. gr. in-8 de 164 p., avec 98 fig........ 4 fr.

Sémiologie pratique des Poumons et de la Plèvre. Signes physiques. Inspection. Palpation. Percussion. Auscultation, par le Dr BARBIER, médecin des hôpitaux de Paris. Préface du professeur GRANCHER. 1902, 1 vol. in-16 de 252 p., avec 20 fig., noires et col., cart..... 4 fr.

Hygiène des Poumons, par le Dr SCHROTTER. Préface du Dr HUCHARD. 1906, 1 vol. in-16 de 150 pages................... 2 fr.

La Pratique des maladies des Poumons et de l'Appareil respiratoire, par P. LEFERT. 1894, 1 vol. in-18 de 283 p., cart.............. 3 fr.

Aide-mémoire des maladies des Poumons et des Bronches, par P. LEFERT 1902, 1 vol. in-18 de 273 pages, cart...................... 3 fr.

Pour lutter contre les maladies des Poumons, par le Dr AUBERT. 1902, 1 vol. in-16 de 94 pages, cartonné........................ 1 fr. 50

Diagnostic précoce de la Tuberculose pulmonaire, par de SOUSA TEIXEIRA. 1907, in-8, 91 pages .... 2 fr. 50

La Lutte contre la Tuberculose, par Paul BROUARDEL, professeur à la Faculté de médecine de Paris. 1901, 1 vol. in-18 de 208 p. 2 fr. 50

Pour se défendre contre la Tuberculose pulmonaire, par le Dr L. CHAUVAIN. 1901, 1 vol. in-18 de 80 pages, cartonné .... 1 fr. 50

Les Rayons de Rœntgen et le diagnostic de la Tuberculose, par le Dr BÉCLÈRE. 1899, 1 vol. in-16 de 96 p., avec fig., cart......... 1 fr. 50

Les Rayons de Rœntgen et le diagnostic des Affections thoraciques, non tuberculeuses, par le Dr BÉCLÈRE. 1901, 1 vol. in-16 de 96 pages, avec figures, cartonné..................... 1 fr. 50

Le Séro-diagnostic de la Tuberculose chez les enfants, par le Dr A. DESCOS. 1903, 1 vol. gr. in-8 de 310 pages........................... 6 fr.

Le traitement de la Tuberculose, par le Dr LANDERER. 1899, 1 vol. gr. in-8 de 264 pages, avec 13 planches................... 8 fr.

Etudes sur la Tuberculose, par le Dr VILLEMIN. 1868, 1 vol. in-8.. 8 fr.

Le Rhume des Foins, par le Dr GAREL, médecin des hôpitaux de Lyon. 1899, 1 vol. in-16, cartonné...................... 1 fr. 50

Traitement de la Coqueluche, par le Dr M. ROQUES. 1903, 1 vol. in-18 de 215 pages........................... 2 fr.

De l'Asthme, par le Dr GIGOT-SUARD. 1874, in-8, 208 pages. 2 fr. 50

Traitement de la Pneumonie aiguë, par le Dr HANOT. 1880, 1 vol. in-8 de 316 pages........................... 5 fr.

L'Infection respiratoire. Leucocytose, phagocytose, par le Dr VIOLLET. 1 vol. gr. in-8, 104 pages, 2 planches..................... 3 fr. 50

Tuberculose et Sanatorium. Tuberculose et Climat, par le Dr HUCHARD. 1906, in-8, 31 pages........................ 1 fr. 50

Sanatoriums et hôpitaux marins, par le Dr P. SAGOLS. 1902, gr. in-8, 148 pages, avec 12 figures......................... 3 fr. 50

Les Sanatoriums et l'Hospitalisation des Tuberculeux indigents, par le Dr REILLE. 1899, in-8, 56 pages.................... 1 fr. 50

Les Bains d'air, de lumière et de soleil dans le traitement des maladies chroniques, par A. MONTEUUIS. 1904, gr. in-8, 48 p.......... 1 fr.

Précis de Thérapeutique, par le Dr H. VAQUEZ, professeur agrégé à la Faculté de médecine de Paris, médecin de l'hôpital Saint-Antoine. 1907, 1 vol. in-8 de 492 pages, cart.................... 10 fr.

Traité élémentaire de Thérapeutique, de matière médicale et de pharmacologie, par le Dr A. MANQUAT, professeur agrégé à l'Ecole du Val-de-Grâce. 5e *édition*. 1903, 2 vol. in-8 de 2315 pages......... 24 fr.

Guide-Formulaire de Thérapeutique générale et spéciale, par le D^r HER-ZEN. 4e *édition*. 1907, 1 vol. in-18 de 811 p. sur papier extra-mince, relié .... 9 fr.

Nouveau Formulaire magistral de Thérapeutique clinique et de Pharmacologie, par le Dr MARTIN. 3e *édition*. 1908, 1 vol. in-16 de 1000 p., cartonné...................................... 9 fr.

Mémorial thérapeutique, par C. DANIEL. 1902, 1 vol. in-12, format portefeuille, de 240 p., sur papier indien, couv. papier toile.. 2 fr. 50
Relié maroquin souple....................... 3 fr. 50

L'Art de Formuler. Indications, mode d'emploi et posologie des médicaments usuels, par le Dr BREUIL, lauréat de l'Académie de médecine. 1903, 1 vol. in-18 de 344 pages en tableaux synoptiques, format portefeuille avec répertoire, cartonné..................... 4 fr.
Le même sur papier indien extra-mince, cartonné............. 4 fr.

Aide-mémoire de Thérapeutique, par le professeur Paul LEFERT. 1896, 1 vol. in-18 de 318 pages, cartonné....................... 3 fr.

Nouveaux Éléments de Matière médicale et de Thérapeutique, par les professeurs NOTHNAGEL et ROSSBACH. Introduction par Ch. BOUCHARD, professeur à la Faculté de médecine de Paris, membre de l'Institut. 2e *édition*. 1899, 1 vol. gr. in-8 de 920 pages....... 16 fr.

Commentaires thérapeutiques du Codex medicamentarius, par les Drs GUBLER et LABBÉE. 5e *édition*. 1896, 1 vol. grand in-8 de 1041 pages........................... 18 fr.

Cours de Thérapeutique, par le Pr GUBLER. 1880, 1 vol. in-8. 9 fr.

Principes de Thérapeutique générale, par le professeur FONSSAGRIVES. 2e *édition*. 1884, 1 vol. in-8 de 590 pages................ 9 fr.

Etudes de Thérapeutique générale et spéciale, par le professeur LUTON. 1882, 1 vol. in-8 de 472 pages...................... 6 fr.

Formulaire Officinal et Magistral international, comprenant environ 4000 formules tirées des Pharmacopées légales de la France et de l'étranger, suivi d'un mémorial thérapeutique. 4e *édition* par le professeur J. JEANNEL. 1887, 1 vol. in-18 de 1044 p., cart ..... 3 fr.

Formulaire de l'Union médicale. Douze cent formules favorites des médecins francais et étrangers, par le Dr GALLOIS. 4e *édition*. 1888, 1 vol. in-32 de 662 pages, cart .... 3 fr.

Formulaire du Médecin de campagne, par le Dr GAUTIER. 1899, 1 vol. in-18 de 288 pages, cartonné........................... 3 fr.

Les Médicaments oubliés. La Thériaque, par J. BERNHARD. 1893, 1 vol. in-16 de 150 pages.......................... 2 fr.

La Transfusion du Sang, par le D^r ORÉ. 1870, in-8, 704 p...... 12 fr.

Les Accidents de la Médication arsénicale, par le Dr DUPOUX. 1900, gr. in-8, 152 pages, avec 2 planches....................... 4 fr.

Le Chloral et la Médication intraveineuse, par le D^r ORÉ. 1877, 1 vol. gr. in-8 de 383 pages.......................... 9 fr.

Précis de Pathologie générale, par les Drs H. CLAUDE, professeur agrégé à la Faculté de médecine de Paris, et J. CAMUS, ancien interne des hôpitaux de Paris. 1908, 1 vol. petit in-8 de 500 p., avec fig., cart.   12 fr.

Traité élémentaire de Pathologie générale, par H. HALLOPEAU, professeur agrégé à la Faculté de médecine de Paris, et APERT, médecin des hôpitaux de Paris. 6e *édition*. 1904, 1 vol. in-8 de 952 pages, avec 192 figures.. 12 fr.

Tableaux synoptiques de Pathologie générale, par le Dr COUTANCE. 1899, 1 vol. gr. in-8 de 200 pages, cart...................... 5 fr.

Aide-mémoire de Pathologie générale, par le professeur P. LEFERT. 2e *édition*. 1900, 1 vol. in-18 de 300 pages, cart.............. 3 fr.

Eléments de Pathologie, par les professeurs RINDFLEISCH et J. SCHMITT, de Nancy. 1886, 1 vol. in-8 de 395 pages...................... 6 fr.

Les Oxydations de l'organisme, par E. ENRIQUEZ, médecin des hôpitaux et J.-A. SICARD. 1902, 1 vol. in-16 de 85 p., cart...... 1 fr. 50

Le Cyto-Diagnostic, par le Dr M. LABBÉ, médecin des hôpitaux. 1903, 1 vol. in-16 de 96 pages, cartonné........................ 1 fr. 50

Traité de Diagnostic médical et de Sémiologie, par le Dr MAYET, professeur à la Faculté de Lyon. 1898, 2 vol. gr. in-8 de 1623 pages, avec 191 figures....................................... 24 fr.

Atlas manuel de Diagnostic clinique, par les Drs JAKOB et LÉTIENNE. 3e *édition*. 1901, 1 vol. in-16 de 396 pages, avec 68 planches coloriées et 86 fig., relié en maroquin souple......................... 15 fr.

Diagnostic des Maladies simulées dans les accidents du travail et devant les conseils de revision, par le Dr CHAVIGNY, répétiteur à l'École du service de santé militaire. 1906, 1 vol. in-8 de 512 p., avec fig.   10 fr.

Manuel de Sémiologie médicale, par le Dr PALASNE DE CHAMPEAUX, professeur à l'Ecole de médecine de Toulon. 1905, 1 vol. in-18 de 360 pages, avec 66 figures, cartonné .... 5 fr.

Tableaux synoptiques de Diagnostic et de Sémiologie, par le Dr COUTANCE. 1898, 1 vol. gr. in-8 de 208 pages, cart................. 5 fr.

Tableaux synoptiques d'Exploration médicale des Organes, par le Dr CHAMPEAUX. 1902, 1 vol. gr. in-8 de 184 p., cart................... 5 fr.

Tableaux synoptiques de Symptomatologie, par le Dr M. GAUTIER. 1900, 1 vol. gr. in-8 de 200 pages, cart...................... 5 fr.

Aide-mémoire de Clinique médicale et de Diagnostic, par le professeur P. LEFERT. 1895, 1 vol. in-18 de 314 pages, cart .... 3 fr.

Précis d'Auscultation, par le Dr COIFFIER. 5e *édition*. 1902, 1 vol. in-18 de 210 pages, avec 95 fig. col., cart...................... 5 fr.

La Température du Corps et ses variations dans les maladies, par les professeurs LORAIN et BROUARDEL. 1878, 2 vol. in-8... 30 fr.

Atlas de Radiographie de l'homme normal, par le Dr R. GRASHEY. Edition francaise par les Drs BÉCLÈRE et JAUGEAS. 1908, 1 vol. gr. in-8 de 108 p., avec 97 pl. cart......................... 20 fr.

Les Rayons de Rœntgen et le Diagnostic des Maladies internes, par le Dr BÉCLÈRE. 1904, 1 vol. in-16 de 96 p., avec fig., cart.... 1 fr. 50

Précis de Radiologie médicale, par le Dr L. KOCHER. 1905, 1 vol. in-18 de 208 pages, avec 53 figures............................. 3 fr. 50

Manuel pratique de Radiologie médicale, par le Dr DUPONT. 1905, 1 vol. in-18 de 126 pages, avec figures .... 3 fr. 50

Traité des Maladies de l'estomac, par les Drs SOUPAULT, médecin des hôpitaux de Paris ; HARTMANN, professeur agrégé à la Faculté de Paris ; LINOSSIER, professeur agrégé à la Faculté de Lyon, correspondant de l'Académie de médecine ; CAUTRU, DELHERM, GOURIN, G. LEVEN, anciens internes des hôpitaux de Paris, etc. 1905, 1 vol. gr. in-8 de 880 p., avec 111 fig. noires et col.............. 20 fr.

Sémiologie et Thérapeutique des Maladies de l'Estomac, par le Dr FRENKEL, professeur agrégé à la Faculté de médecine de Toulouse, 1900, 1 vol. in-16 de 560 pages et figures, cart.................. 7 fr. 50

Les Maladies de l'Estomac et leur traitement, par le Dr L. BOURGET, professeur à l'Université de Lausanne. 1907, 1 vol. in-8 de 300 p., avec 14 fig. et 12 pl. noires et col........................... 5 fr.

Aide-mémoire des Maladies de l'Estomac, par le professeur P. LEFERT. 1900, 1 vol. in-18 de 304 p., avec fig. cart.................... 3 fr.

La Pratique des Maladies de l'Estomac et l'Appareil digestif, par le professeur P. LEFERT. 1894, 1 vol. in-18 de 288 p., cart.......... 3 fr.

Les Dilatations de l'Estomac, par M. SOUPAULT, médecin des hôpitaux de Paris. 1902, 1 vol. in-16 de 96 p., avec fig., cart.......... 1 fr. 50

Pour lutter contre les Maladies de l'Estomac, par le Dr AUBERT. 1902, 1 vol. in-16 de 95 pages, cart............................. 1 fr. 50

Traitement de l'Entérite muco-membraneuse, par le Dr A. COMBE (de Lausanne). 1908, 1 vol. in-18 de 272 p., avec 4 pl. col... 3 fr. 50

Traitements des Entérites, par le Dr JOUAUST. 1906, 1 vol. in-18, cartonné.. 1 fr. 50

Technique de l'exploration du tube digestif, par le Dr R. GAULTIER, ancien interne des hôpitaux de Paris. 1905, 1 vol. in-18, cart. 1 fr. 50

Précis de Coprologie clinique. *Guide pratique pour l'examen des fèces,* par le Dr R. GAULTIER. 1907, 1 vol. in-8 de 384 pages, avec 65 figures et 1 planche col. .... 7 fr.

Auto-Intoxication intestinale, par le Dr COMBE (de Lausanne). 1907, 1 vol. in-8 de 568 p., avec fig............................. 12 fr.

Le Traitement de la Constipation, par le Dr FROUSSARD, préface par le Dr SOUPAULT. 1903, 1 vol. in-16 de 96 p., cart.......... 1 fr. 50

Les Maladies de l'Instestin et leur traitement, par les Drs L. GALLIARD, HUTINEL, THIERCELIN et GUIART. 1907, 1 vol. gr. in-8 de 501 pages, avec 79 figures .... 9 fr.

Aide-mémoire des Maladies de l'Intestin, par le professeur P. LEFERT. 1901, 1 vol. in-18 de 285 p., cart................................ 3 fr.

Chirurgie intestinale d'urgence, par le Dr MOUCHET. 1903, 1 vol. in-16 de 96 pages avec 23 fig., cart. .... 1 fr. 50

L'Appendicite, par le Dr Aug. BROCA. 1900, 1 vol. in-16 cart.. 1 fr. 50

Diagnostic de l'Appendicite, par le Dr M. AUVRAY. prof. ag. à la Faculté de médecine de Paris. 1904, 1 vol. in-16 de 96 p., cart....... 1 fr. 50

La Gastrostomie, par le Dr BRAQUEHAYE. 1900, 1 vol. in-16, cart. 1 fr. 50

Les Déséquilibrés du Ventre. L'entéroptose ou maladie de Glénard, par le Dr MONTEUUIS. 1897, 1 vol. in-16 de 350 pages........ 3 fr. 50

Abdominales méconnues, par le Dr MONTEUUIS. Préface du Dr HUCHARD. 1903, 1 vol. in-16 de 367 pages..................... 3 fr. 50

Le Canal vagino-péritonéal, par le Dr V. VILLEMIN, chirurgien des hôpitaux de Paris. 1904, 1 vol. in-16 de 96 p., avec fig., cart.. 1 fr. 50